get it 轻知

痛风食养+中医调理

陈企望／主编
吕　月／副主编

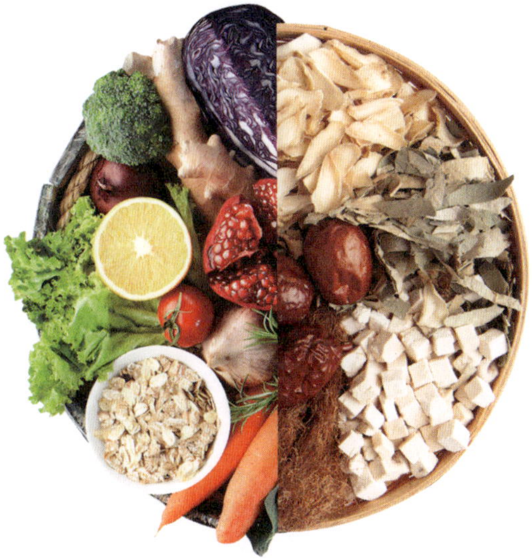

中国轻工业出版社

PREFACE

前言

痛风了，到底应该怎么治

随着人们生活方式及饮食结构的改变，高尿酸血症（HUA）和痛风的患病率逐年增高，并呈年轻化趋势，在我国已成为仅次于糖尿病的第二大代谢性疾病。

而很多患者无论是选择就医还是自我调养，可能会有下面的疑惑。

我怎么就得痛风了？痛风到底该怎么治？是去看西医吃西药，还是看中医喝中药？

都说西医见效快，中医没有不良反应，到底该怎么选？中药能去根吗？

就目前的医疗水平而言，痛风尚无法根治的原因在于其容易反复发作的特点，决定了其需要长期的药物治疗。而且痛风患者常伴有多种并发症，如高血压、糖尿病、血脂异常、冠心病、肾功能不全、恶性肿瘤等。

那痛风该怎么治？我们先来看看中西医分别是如何理解痛风的。

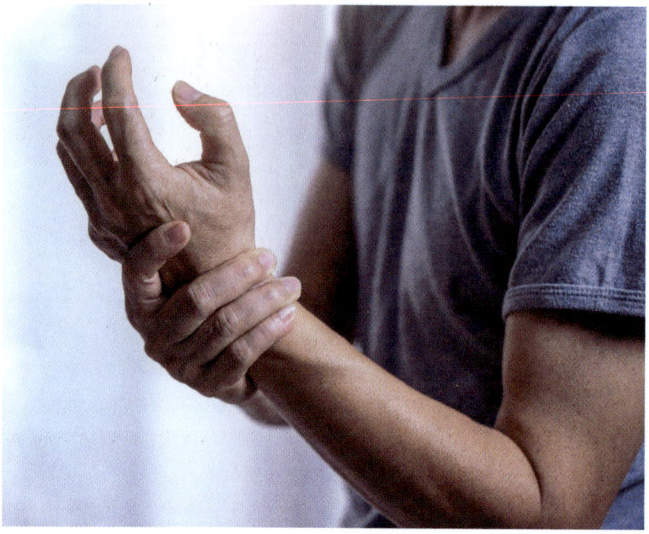

西医认为

高尿酸血症是遗传因素与环境因素相互作用所致。西医的药物治疗主要有以下几类：阻止内源性嘌呤合成的药物及促尿酸排泄的药物，如别嘌醇、非布司他等。

西医采用碱性药物（碳酸氢钠）碱化尿液，同时服用秋水仙碱，非甾体抗炎药或者糖皮质激素。目的是消炎止痛，防止痛风急性发作，待血尿酸正常后，可以停药，但这些药物的不良反应较大，达不到标本兼治的效果。

西药治疗痛风好的效果应该是：对于初期或不严重的痛风患者，经过 3～6 个月的降尿酸治疗，停药后，如果保持健康的生活方式，有希望实现患者血尿酸浓度 6～12 个月维持正常。

中医认为

痛风在中医理论中多归属于“痹症”“历节”。《金匮要略》记载的历节病的症状特点如“诸肢节疼痛”“脚肿如脱”与现代医学中痛风性关节炎的症状极为相似。

痛风的发病根源可能是先天禀赋不足或后天失养，加之长期过食肥甘厚味，导致体内产生湿热、痰浊、瘀血，痹阻于筋骨关节，进而引发痛风。

在治疗上，中医以健脾、泄浊、化痰为基本原则，并且通过调整饮食、调摄精神等措施，提高痛风患者的生活质量。

中西医结合是防治痛风的核心。因此，本书采用“痛风食养＋中医调养”，由表入里，标本兼治。防治痛风的过程中，逐步减少西药服用次数和用量，恢复肾脏自主排尿酸的功能，使痛风不再复发，避免痛风引起的肾病和心脑血管疾病等并发症，真正从发病根源解决痛风难题。

希望这本书能帮助更多的痛风患者早日摆脱疼痛困扰，生活更幸福。

治疗痛风光降尿酸还不够，调节代谢才是正道

痛风是体内嘌呤代谢紊乱后人体内血尿酸升高，尿酸盐结晶析出、沉积在关节及周围组织及脏器而引起的一种代谢性疾病。

你是否也有这样的困扰

长期吃止痛药、降尿酸药，还是不能治好痛风？

止痛药只是起到镇痛效果，没有全面抑制炎症的作用；降尿酸药降的是血尿酸，即使尿酸下降了，沉积在关节腔内的尿酸盐结晶仍然存在。所以，治疗痛风不单单是止痛，而是要解决代谢的问题。

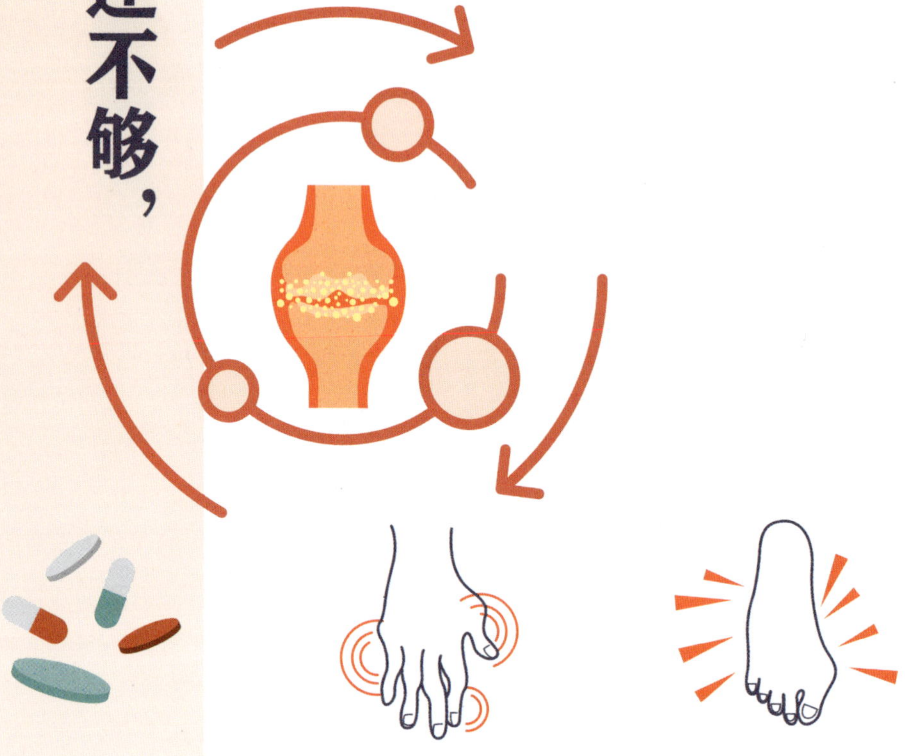

调节代谢之前，需先检查属于哪类代谢异常问题、哪些地方出现异常，以便进行针对性治疗。

为什么要做常规化验

治疗痛风，光查尿酸是不够的，要查清楚尿酸高的原因。尿酸高一般由两种原因导致：一是自身尿酸生成过多，二是肾脏代谢排不出去，这两种情况也可能同时存在。

所以，需要做常规化验，包括血常规、尿常规、肝肾功能、血糖、血脂等，查清楚属于哪类代谢异常问题。是因为黄嘌呤氧化酶异常造成的尿酸产生过多，还是肾脏异常、体内酶的缺乏、肠道代谢紊乱造成的尿酸排泄不出去。清楚了尿酸升高的病因后，才能真正意义上“降尿酸”，有针对性地调节代谢。

为什么要调节代谢

尿酸高、关节疼的根本原因是代谢免疫出了问题。痛风是代谢性疾病，代谢失衡了，尿酸排不出，自然在体内沉积。所以，只有从根源上把代谢调节好，让尿酸能够自主排出去，尿酸就不会高了，也不会有尿酸盐结晶生成，自然不会发展出并发症。

要根据痛风发病根源进行针对性治疗，将饮食调理、临床治疗和康复巩固治疗相结合。立足于痛风全面检查，从痛风的根本性病因入手，通过规范性治疗在短时间内缓解患者的疼痛，平衡紊乱的代谢系统，实现嘌呤正常代谢，并结合饮食调理共同巩固治疗效果。

目录

第一章 厘清关键问题，揭开痛风的神秘面纱

为什么说高尿酸是“隐形杀手” …14

痛风是持续高尿酸的结果 …14

无症状高尿酸血症不容忽视，不痛不痒易延误治疗 …15

确诊痛风的“金标准”有哪些 …16

尿酸升高，伴随膝关节肿胀、疼痛是怎么回事 …19

尿酸盐结晶在膝关节内沉积 …19

如何判断膝关节疼痛是不是由痛风引起的 …20

怎样及时缓解膝关节疼痛 …20

尿酸升高，伴随心血管疾病是怎么回事 …21

尿酸盐结晶沉积于血管，释放促炎因子 …21

影响心血管疾病的发生、发展及转归 …22

痛风伴随心血管疾病，中医如何调理 …23

中医调理调代谢、降尿酸有办法 …24

从中医角度寻病因 …24

辨证施治，一人一方才能标本兼治 …25

第二章 降尿酸精选食材，把吃出来的痛风吃回去

放心吃的低嘌呤食物 …28

薏米 消除水肿，增强肾功能 …28

小米 补益脾肾，促进排尿酸 …30

玉米 控制体重，预防并发症 …32

土豆 排钠，排尿酸 …34

芹菜 适合痛风急性期患者食用 …36

大白菜 有利于痛风患者排尿酸 …38

丝瓜 利尿，促进尿酸排出 …40

黄瓜 排尿酸，助减肥 …42

冬瓜 利尿，降尿酸 …44

苦瓜 清热消肿，适合痛风急性期患者食用 …46

南瓜 适合痛风合并肥胖症患者食用 …48

番茄 生津止渴，促进尿酸排出 …50

茄子 调节代谢平衡，预防尿酸沉积 …52

洋葱 缓解痛风急性期疼痛 …54

白萝卜 利尿消肿，辅助降尿酸 …56

胡萝卜 保护血管 …58

木耳 防凝血，缓解痛风症状 …60

鸡蛋 提供优质蛋白 …62

樱桃 促进血液循环，缓解痛风症状 …64

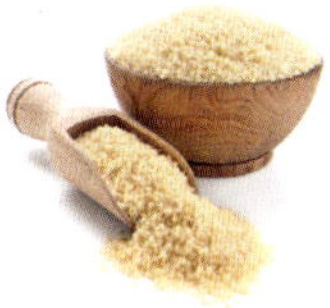

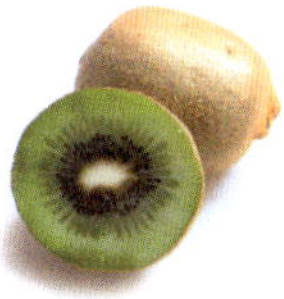

适量吃的中嘌呤食物 …66

绿豆 清热解毒，利尿排酸 …66

黑米 补气血，改善新陈代谢 …68

荞麦 有助于降血脂，降尿酸 …70

燕麦 控制体重，缓解便秘 …72

韭菜 适合痛风合并血脂异常患者食用 …74

牛肉 利尿消肿，增强体质 …76

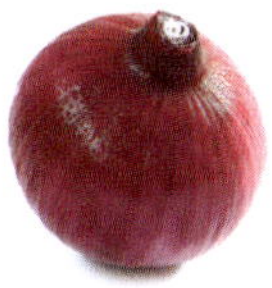

第三章 餐桌上的药膳，帮你远离尿酸堆积困扰

降尿酸的中药材 …80

陈皮 理气止痛 …80

茯苓 利尿效果好 …81

黄芪 利小便，敛疮生肌 …82

当归 抑制尿酸形成 …83

百合 改善痛风性关节炎 …84

芦根 清热利尿 …85

荷叶 利尿，凉血止血 …86

马齿苋 利水消肿 …87

降酸排酸的养生茶饮 …88

白茅根茶——适合痛风合并肾结石患者 …88

绿茶金银花茶——适合痛风合并糖尿病患者 …89

菊花山楂茶——适合爱吃肉的痛风患者 …90

陈皮甘草茶——适合食少乏力、脘腹胀满的痛风患者 …91

柠檬薄荷水——适合血脂高的痛风患者 …92

百合玉米须茶——适合痛风缓解期患者 …93

茯苓薏米茶——预防痛风急性发作 …94

药房里能买得到的降酸排酸中成药 …95

二妙丸：强脾化湿，清热利尿 …95

痛风定胶囊：清热祛湿，活血通络定痛 …96

温热痹颗粒（片）：祛风除湿，清热消肿 …97

四妙丸：清热利湿，缓解痛风性关节炎 …98

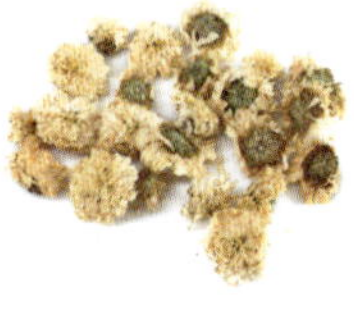

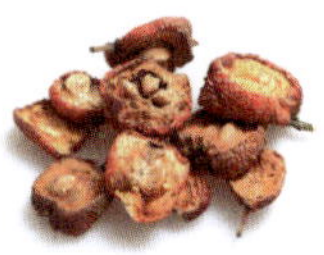

第四章 针对痛风不同阶段的调养，预防发作，不再痛

无症状高尿酸血症期——补脾益肾、降浊化瘀 …100

为什么脾肾功能失调，容易得高尿酸血症 …100

如何判断自己尿酸是否过高 …100

中医治法及精选验方：防己黄芪汤 …101

精选食养药膳方 …102

调理茶饮方 …104

无症状高尿酸血症期的营养摄入原则 …105

居家食养三餐推荐 …106

痛风间歇期——以培补调和为主，调节脏腑功能 …108

为什么痛风间歇期要益气健脾、化湿通利 …108

痛风间歇期有哪些症状，需要咨询医生 …108

中医治法及精选验方：当归芍药散加味汤 …109

精选食养药膳方 …110

调理茶饮方 …112

痛风间歇期的营养摄入原则 …113

居家食养三餐推荐 …114

慢性痛风性关节炎期——健脾益肾、化浊排毒 …116

慢性痛风性关节炎期以健脾益肾、化浊排毒为主 …116

慢性痛风性关节炎有哪些临床表现 …116

中医治法及精选验方：补肾定痛汤 …117

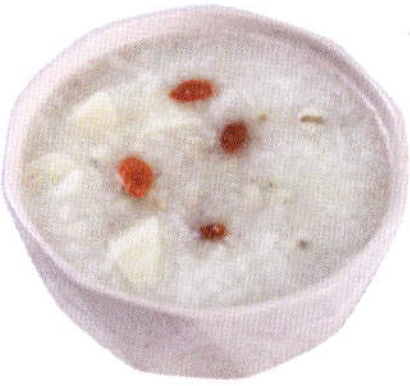

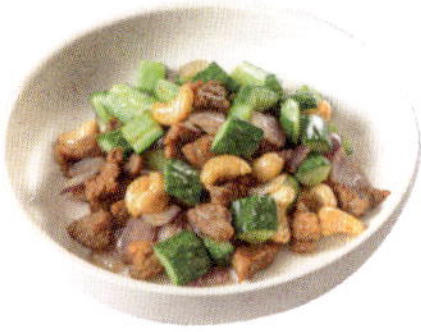

精选食养药膳方 ··· 118
调理茶饮方 ··· 120
慢性痛风性关节炎期的营养摄入原则 ··· 121
居家食养三餐推荐 ··· 122

急性痛风性关节炎期——清热利湿、解毒祛瘀 ··· 124

急性痛风性关节炎期以清热利湿、解毒祛瘀为主 ··· 124
急性痛风性关节炎期的临床表现 ··· 124
急性痛风性关节炎期的常用方剂 ··· 125
精选食养药膳方 ··· 126
推荐外用偏方 ··· 128
特效茶饮方 ··· 129
急性痛风性关节炎期的营养摄入原则 ··· 130
居家食养三餐推荐 ··· 131

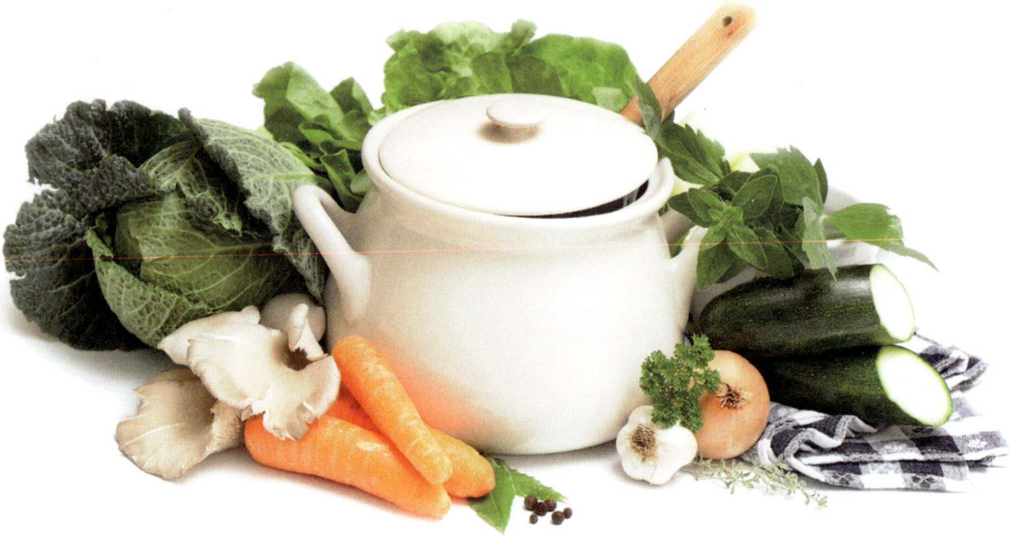

第五章 顺应四季调养五脏，痛风不再扰

春季：疏肝解郁，降尿酸 …134

春季尿酸升高的主因：肝血少而火旺 …134

养肝、护肝防痛风食疗方 …135

疏肝健脾穴位按摩 …137

夏季：清心祛湿，平稳控尿酸 …138

夏季尿酸升高的主因：心脾湿热 …138

清心祛脾湿食疗方 …139

养心健脾穴位按摩 …141

秋季：提防燥气伤身，不让尿酸堆积 …142

秋季尿酸升高的主因：肺燥气虚 …142

补气润肺防痛风食疗方 …143

补气养肺穴位按摩 …145

冬季：补肾益气，排尿酸 …146

冬季尿酸升高的主因：阻滞、肾阴虚 …146

补肾益气食疗方 …147

补肾益气穴位按摩 …149

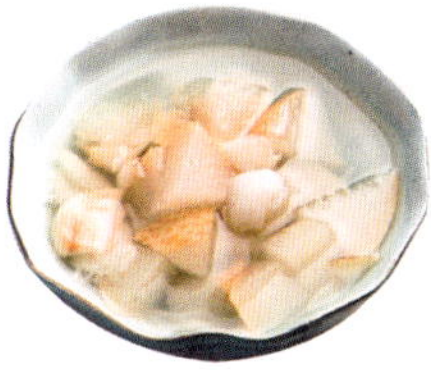

第六章 运动+传统功法，摆脱尿酸堆积的烦恼

痛风患者运动计划的制订 … 152

运动方式、运动时间、运动频率的选择 … 152

不同年龄段运动强度的衡量 … 152

适合痛风患者的有氧运动 … 153

散步：每天走一走，尿酸降下来 … 153

慢跑：消耗脂肪，增强代谢 … 155

游泳：关节友好，减内脏脂肪 … 157

适合痛风患者的传统功法 … 159

太极拳：活动关节，减少疼痛发作 … 159

八段锦：舒经活络，调通气血 … 163

第七章 中医自然疗法，疏通经络，避免尿酸堆积

行气活血、舒筋活络是调理痛风的关键 … 170

按摩注意事项 … 170

施灸注意事项 … 171

防治痛风的按摩、针灸 … 172

按揉太溪穴 … 172

按压三阴交穴 … 172

温和灸大椎穴 … 173

温和灸手三里穴 … 173

温和灸丰隆穴 … 174

隔姜灸中脘穴 … 174

温和灸足三里穴 … 175

温和灸太冲穴 … 175

第一章

厘清关键问题，揭开痛风的神秘面纱

为什么说高尿酸是“隐形杀手”

痛风是持续高尿酸的结果

一旦体液中的尿酸钠持续升高，在某些因素的刺激下，如劳累、酗酒、饮食不节、局部受凉等，很容易导致尿酸钠进入饱和状态，形成尿酸钠结晶，在关节、肾脏和其他组织中沉积，再经过一系列复杂的生化过程，引发炎症反应，从而诱发痛风性关节炎、痛风石、痛风性肾病等。

尿酸浓度多高属于不正常

成年人在正常嘌呤饮食情况下，无论男性还是女性，非同日 2 次空腹血尿酸水平高于 420 微摩 / 升，即称为高尿酸血症。如果血尿酸超过其在血液或组织液中的饱和度，可在关节局部形成尿酸盐结晶并沉积，诱发局部炎症反应和组织破坏，这就是痛风。

痛风诊断流程的必要条件	至少发生 1 次关节肿胀、疼痛或触痛
确诊为痛风的充分条件	在关节或滑膜液中发现尿酸盐结晶或出现痛风石

对于无症状高尿酸血症患者，如果影像学检查发现尿酸盐结晶沉积和（或）痛风性骨侵蚀，可以诊断为亚临床痛风，并进行相应治疗。

尿酸值偏高，要警惕痛风发生

如果血尿酸浓度继续升高，比如在大量进食海鲜后，或在进行剧烈运动时从肌肉里排出大量尿酸，可能就会导致血液中尿酸浓度过饱和而形成尿酸盐结晶，发生痛风。

因此，如果检查发现自己尿酸值偏高时，即使没有自觉症状，也应改变生活方式，尽可能降低尿酸水平。

无症状高尿酸血症不容忽视，不痛不痒易延误治疗

临床上将高尿酸血症分为有症状的高尿酸血症和无症状的高尿酸血症。前者尿酸水平超过正常值，并且器官已经被损害，其中最常见的就是人们熟悉的痛风。

无症状高尿酸血症患者的尿酸水平也超过正常值，但没有或只有少量尿酸盐沉积在关节或软组织里，因此没有痛风性关节炎、痛风石、尿酸结石等表现。事实上，大部分高尿酸血症患者并没有临床表现。

但无论有无症状，其对人体器官的损害程度是一样的，相对来说，无症状高尿酸血症因为没有症状而不会引起人们的注意，反而更具危险性，就像是沉默的杀手。

尿酸高
会“祸害”身体

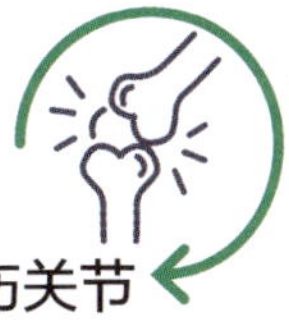

伤关节

易患痛风、蚀骨质。尿酸盐结晶会在患者的关节骨质上“钻孔打洞”，如虫吃鼠咬。

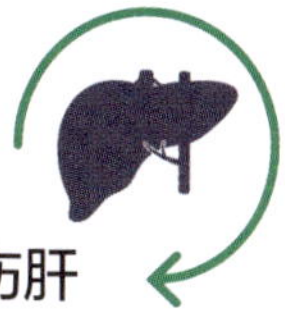

伤肝

加重肝病。尿酸高的人一般血脂也异常，非酒精性脂肪性肝病患者中，合并高尿酸血症者更容易发生严重肝损伤。

扰代谢

更容易患代谢性疾病。高尿酸血症常与心血管疾病、肥胖、高血压、血脂异常、糖尿病并发，是代谢综合征的一种临床表现。

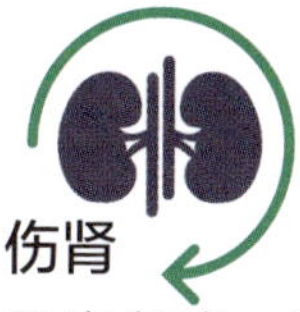

伤肾

易患肾炎、肾结石。正常情况下，70% 左右的尿酸要经肾脏排泄出去，但因排泄障碍，尿酸盐结晶会形成泌尿系结石，对肾造成伤害，最终发展为肾衰竭。

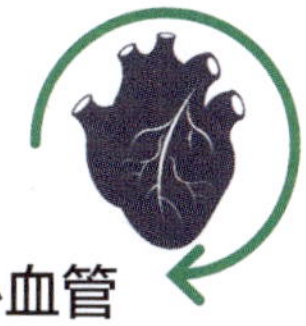

伤心血管

易诱发心肌梗死。高尿酸血症若不积极控制、治疗，还会促使或加重动脉硬化，引发心血管疾病。研究显示，痛风患者急性心肌梗死的发病率比正常人高 26%。

确诊痛风的“金标准”有哪些

关于痛风的诊断国内尚无统一的标准。一般采用 1977 年美国风湿病学会的分类标准:(1)关节液中有特异性尿酸盐结晶;(2)痛风石经化学方法或偏振光显微镜检查，证实含有尿酸盐结晶。美国风湿病学会制定的痛风诊断标准，尤其强调在关节液和痛风石中找到尿酸盐结晶，可将此作为诊断痛风的“金标准”。但当取材困难或条件有限时，以下 12 条临床特征中具备 6 条及以上，也可诊断为痛风。

1 1 次以上急性关节炎发作。
2 炎症反应在一天内达高峰。
3 单关节炎发作。
4 患病关节皮肤发红。
5 第一跖趾关节疼痛或肿胀。
6 单侧发作累及第一跖趾关节。
7 单侧发作累及跗骨关节。
8 可疑的痛风石。
9 高尿酸血症。
10 X 光片显示关节不对称性肿胀。
11 X 光片显示无骨侵蚀的骨皮质下囊肿。
12 关节炎发作期间，关节液微生物培养阴性。

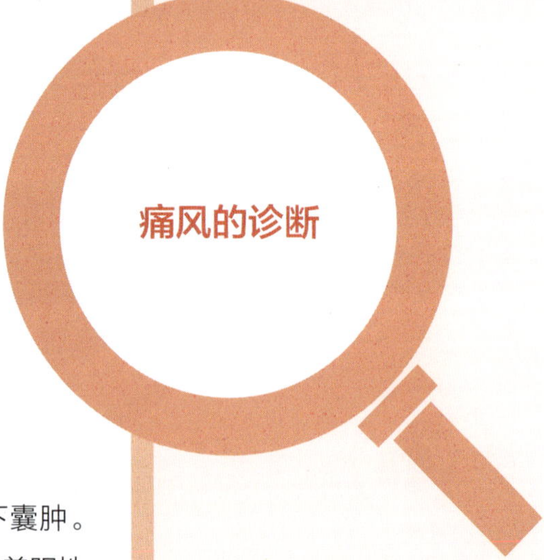

一般而言，痛风急性发作根据典型临床表现、实验室检查和治疗反应不难做出诊断。然而，慢性痛风性关节炎的诊断需要进行认真鉴别，并应尽可能取得尿酸盐结晶作为依据。

2015 年，美国风湿病学会和欧洲抗风湿联盟联合推出了一个“8 分”诊断标准，评分到了 8 分就可以诊断为痛风。

2015年美国风湿病学会和欧洲抗风湿联盟“8分”诊断标准

第一步

患者至少发作过1次，外周关节或滑囊肿胀、疼痛或压痛。

说明：满足这一条，才能进入第二步；不满足，需要考虑是否为其他关节炎。

第二步

有症状关节或滑囊，或痛风石中存在尿酸盐结晶。

说明：如果具备，符合“金标准”，可以直接诊断为痛风；如果不具备，则需进行第三步。

第三步

结合临床症状、实验室检查计算得分。

说明：
得分≥8分，诊断为痛风。
得分＜8分，结合临床症状，进一步判断。

临床指标	评分
1 关节疼痛发作曾累及的关节／滑囊	
1 累及第一跖趾关节	2分
2 累及踝关节或中足	1分
2 关节疼痛特点	
1 受累关节皮肤表面发红	1分
2 受累关节不能忍受触摸、按压	2分
3 受累关节严重影响行走或无法活动	3分

临床指标	评分

3 痛风发作时间

1 1次典型发作	1分
2 反复典型发作	2分

1次典型发作，无论是否进行抗炎治疗，符合下面2点及以上

（1）疼痛达峰时间＜24小时；（2）疼痛缓解时间≤14天；（3）发作间期疼痛完全缓解。

4 典型部位发现痛风石

发现痛风石	4分
未发现痛风石	0分

典型痛风石：典型部位（关节、耳廓、鹰嘴滑囊、指腹、肌腱）可发现位于皮肤下的粉笔屑样结节，表面有血管覆盖。

5 实验室检查

1 血尿酸值＜240微摩/升	-4分
2 血尿酸值240～360微摩/升	0分
3 血尿酸值360～480微摩/升	2分
4 血尿酸值480～600微摩/升	3分
5 血尿酸值≥600微摩/升	4分

血尿酸应在未接受降尿酸治疗及症状发作4周后测定。如果可行，应要重复测定。以最高的尿酸值为准。

★ 对有症状的关节或滑囊进行滑液分析

未做检测	0分
单钠尿酸盐阴性	-2分

6 影像学特点

在曾经疼痛的关节或滑囊，超声显示双轨征，双能CT证实尿酸盐沉积	4分
X射线显示手或足至少一处有骨侵蚀	4分

总分≥8分，可诊断为痛风；总分＜8分，需临床进一步分析判断。

尿酸升高，伴随膝关节肿胀、疼痛是怎么回事

尿酸盐结晶在膝关节内沉积

当体内尿酸（一种人体正常的代谢废物）水平高于正常值上限时，痛风就会发展。非同日 2 次空腹血尿酸含量超过 420 微摩 / 升即为高尿酸血症。

尿酸通常通过肾脏排出体外，但对痛风患者来说，尿酸无法正常被排出体外，血液中的尿酸水平可能仍然很高，尿酸就有可能开始在各个关节中沉积、结晶，形成尿酸盐结晶。当这些尿酸盐结晶在膝关节内沉积到一定程度时，就会引起膝关节痛风症状，使膝关节红肿、发热。尿酸盐结晶会聚集在一起形成痛风石，有时会卡在关节内，引起膝关节活动障碍，同时也会磨损半月板、软骨和韧带，影响患者的运动功能。

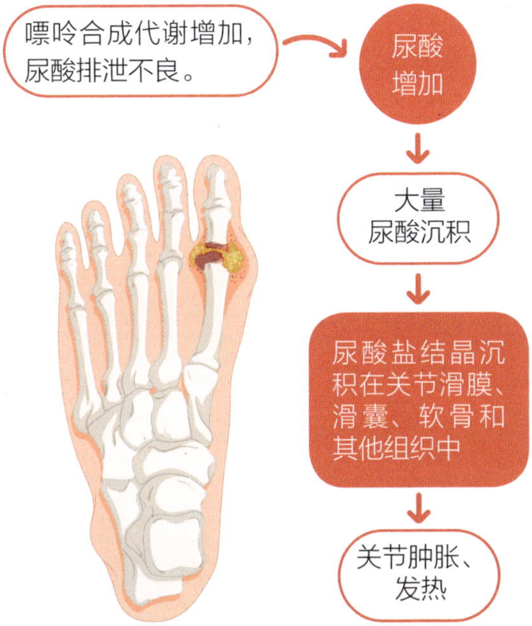

痛风疼痛最常见的位置在第一跖趾关节（大脚趾附近）。痛风的第二好发位置是膝关节。很多尿酸高的人会莫名其妙地出现膝关节不舒服、疼痛，很有可能就是痛风引起的痛风性关节炎。但尿酸高的人膝关节痛也不完全是痛风性关节炎。

膝关节疼痛的原因非常多且复杂，包括半月板损伤、髌腱炎、脂肪垫炎、韧带损伤、滑膜炎、游离体，以及各类关节炎等。仅尿酸高和膝关节痛，未必是痛风。

如何判断膝关节疼痛是不是由痛风引起的

如果膝关节疼痛有以下这些特点，要警惕痛风发作的可能。

- 突然发作，前 24 小时剧痛无比，最多可持续 2 周以上。
- 膝关节活动僵硬，伸不直，弯不到底。
- 膝盖摸起来很热，触碰有痛感，不敢走路。
- 夜间更痛。
- 有规律性地疼痛，和饮食、运动、劳累、外伤等相关。

虽然痛风引起的疼痛常见于大脚趾，但疼痛会向上蔓延到身体其他关节。如果不进行治疗，控制好尿酸，它会从大脚趾向上，通过脚踝到膝盖，然后到腰椎等。

双膝关节可能都会有症状，但通常单侧膝关节的症状会更明显些。如果膝关节已经有软骨、半月板损伤，那么更容易被尿酸盐结晶侵蚀。

怎样及时缓解膝关节疼痛

药物治疗

痛风关节炎患者可在医生指导下使用药物进行治疗，如四妙丸、防风汤等。

针灸治疗

痛风关节炎患者可在医生指导下选择针灸治疗作为一种辅助疗法，如针刺阳陵泉穴、承山穴、外关穴等穴位，有助于缓解症状。

按摩

患者可在医生指导下对足阳明胃经、足三里穴、阴陵泉穴等穴位进行按摩，以缓解关节炎引起的疼痛、肿胀等症状。

尿酸升高，伴随心血管疾病是怎么回事

尿酸盐结晶沉积于血管，释放促炎因子

当尿酸盐在血液中的饱和浓度超过420毫摩/升时可引起尿酸盐结晶析出，在关节腔和其他组织中沉积。

尿酸盐结晶可直接黏附、沉积于血管等部位，趋化中性粒细胞、巨噬细胞，释放促炎因子，引起血管内膜等急性或慢性炎症反应。

1

高尿酸时尿酸盐结晶容易沉积在血管内，损伤血管内壁，同时触发炎症反应，影响血管功能。

2

尿酸会加速血脂在血管壁的沉积，加速动脉粥样硬化的形成，还可能导致斑块形成与破裂，诱发血栓形成，从而引发心肌梗死、脑卒中等严重后果。

3

高尿酸影响血压调控，导致血压升高，而高血压是心脑血管疾病的一个重要危险因素，增加了心脏病、脑卒中等心脑血管疾病的发生风险。

4

高尿酸与其他代谢性疾病如高血压、血脂异常、高血糖等具有协同作用，这些代谢异常往往同时存在，相互影响，导致心血管系统功能受损。

因此，高尿酸与心脑血管疾病存在明显关联，且尿酸水平越高，心脑血管事件的风险就越高。

影响心血管疾病的发生、发展及转归

高尿酸血症是心血管疾病的独立危险因素，同时与许多传统危险因素相互作用，影响心血管疾病的发生、发展及转归。

1. 高尿酸血症与高血压

高尿酸血症与高血压之间存在独立的相互关系，血尿酸水平是高血压发病、长期血压变化和预后的独立预测因子。血尿酸水平每增加60毫摩/升，高血压发生的风险增加15%~23%。

2. 高尿酸血症与冠心病

血尿酸水平每升高60毫摩/升，女性心血管疾病的病死率增加26%，缺血性心脏病的病死率增加30%；男性心血管疾病的病死率增加9%，缺血性心脏病的病死率增加17%；女性冠心病的危险性增加48%。高尿酸血症对女性心脏病患者影响更显著，是女性全因死亡和冠心病死亡的独立危险因素，其机制尚不明确，可能与雌激素水平有关。

3. 高尿酸血症与心衰

血尿酸水平与慢性心力衰竭的严重程度相关，血尿酸水平升高是慢性心衰患者预后不佳的独立预测因子。心功能越差者血尿酸水平升高带来的危害越严重，其预后越差。

痛风伴随心血管疾病，中医如何调理

中医在调理痛风并预防其诱发心血管疾病方面，提供了多种方法，主要包括中药内服、中药外敷、针灸以及生活方式的调整。

1. 中药内服

中医在治疗痛风时，遵循辨证施治的原则，根据患者不同的体质和痛风的不同阶段制定个性化的治疗方案。在痛风急性期，中医主要采用泄化痰浊、解毒除湿的治疗原则；在痛风的缓解期和慢性期，则着重于补脾益肾、宣痹止痛。

2. 中药外敷

中药外敷是通过将具有清热凉血、利水渗湿、活血祛瘀、止痛等作用的药材制成膏剂或散剂，敷于患处，使药物经皮吸收，从而达到缓解患处红、肿、热、痛的目的。

3. 针灸

针灸主要通过刺激特定穴位来疏通经络、调和气血，从而减轻痛风引起的关节疼痛和肿胀。需要注意的是，虽然针灸对痛风有治疗作用，但应选择正规医疗机构，由专业针灸医生操作，以确保治疗的安全性和有效性。

4. 生活方式调整

中医强调饮食和生活方式的调整，建议痛风患者避免高嘌呤食物，如动物内脏、水产品等，增加低嘌呤食物的摄入，如蔬果、蛋类。建议每日饮水量不少于 2 升，有助于促进尿酸排泄。适量的运动，保持心情愉快有助于调节身体机能，促进疾病康复。

中医调理调代谢、降尿酸有办法

从中医角度寻病因

痛风属于中医“痹症”范畴，而过多的尿酸则属“湿浊”。由于脾肾功能失调，脾失健运，致使湿浊内生；肾分清泌浊的功能失调，则湿浊排泄出现障碍。此时若又酗酒暴食、劳累过度等，则促使湿浊流注于关节、肌肉，造成气血运行不畅而形成痹痛，也就是痛风关节炎。如湿浊之邪进一步伤于肾则可导致肾损害，就是痛风性肾病甚至慢性肾衰竭。

外因

风、寒、湿、热之邪侵袭人体，痹阻经络

1. 风寒湿邪：居处或劳动环境寒冷潮湿、涉水淋雨、长期水下作业或气候剧变等原因以致风寒湿邪侵袭人体而发病。
2. 风湿热邪：外感风热，与湿相并，导致风湿热合邪为患；或风寒湿邪侵袭人体，郁而化热，痹阻经络、关节而发病。

内因

正气不足或劳累过度

1. 劳逸不当：劳累过度，耗伤正气，或汗出当风，外邪乘虚而入，以致经络阻滞，气血运行不畅而成痹症。
2. 体质亏虚：素体虚弱，或病后等气血不足、腠理空虚、卫气不固，外邪乘虚而入。痹症日久不愈，血脉瘀阻，津聚痰凝，由经络及脏腑，致五脏痹。

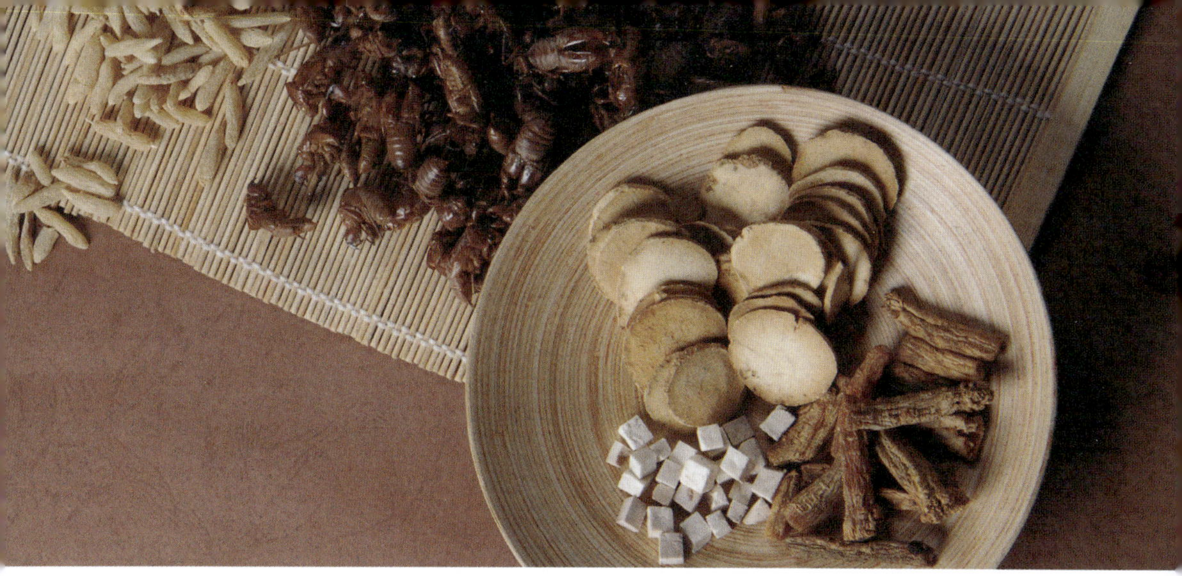

辨证施治，一人一方才能标本兼治

《成人高尿酸血症与痛风食养指南（2024 年版）》中指出，痛风是一种本虚标实的疾病，或先天禀赋不足，或后天失养所致，常见辨证分型可分为：湿浊证、湿热证、痰瘀证、脾肾亏虚证。

根据血尿酸水平和痛风的严重程度，可将高尿酸血症及痛风分为以下几个分期。

- 无症状高尿酸血症期：无症状高尿酸血症及无症状尿酸盐结晶沉积。
- 急性痛风性关节炎期：关节炎突然发作时期，关节红肿热痛，疼痛剧烈。
- 痛风间歇期：两次急性痛风性关节炎发作之间的阶段。
- 慢性痛风性关节炎期：关节持续疼痛，血尿酸水平持续波动，可伴有痛风石出现。

分型	常见人群	症状表现	舌、脉象	禁忌饮食	推荐食养法
湿浊证	无症状高尿酸血症期和痛风间歇期人群	肢体困乏沉重，形体肥胖等，口中黏腻不渴，大便黏	舌淡胖，或有齿痕，苔白腻，脉滑	严格控制肥甘厚味，即限制嘌呤和蛋白质的总摄入量，低盐膳食，尤其避免食用甜、油腻、酸、涩的食物	可食用薏米、陈皮、茯苓代茶饮

续表

分型	常见人群	症状表现	舌、脉象	禁忌饮食	推荐食养法
湿热证	急性痛风性关节炎期人群	关节红肿灼热疼痛、疼痛剧烈，或伴有发热、烦躁不安、口苦、口臭，大便黏滞或臭秽，或大便干	舌质红，苔黄腻或黄厚，脉弦滑或滑数	除严格限制嘌呤、蛋白质的摄入，尤其应该限盐和烟酒	推荐食用山竹、西瓜、荸荠等，可用红豆、木瓜、薏米等煮汤饮用
痰瘀证	痛风间歇期及慢性痛风性关节炎期人群	关节肿痛反复发作，关节局部有硬结或皮色暗红，或关节刺痛，屈伸不灵活、关节变形	舌质紫暗，苔白腻，脉弦或弦滑	应多饮水，严格限制高脂、高盐食物	可食用木耳、山楂、桃仁等
脾肾亏虚证	慢性痛风性关节炎期	关节疼痛反复发作、活动不灵活、僵硬或变形，腰膝酸软，乏力明显，肢体困倦沉重，腹胀，大便黏滞或溏稀	舌淡胖，或有齿痕，舌苔白腻，脉沉缓或沉细	忌食寒凉生冷食物，尤其避免食用甜、油腻、辛辣食物	宜食温热性食物，可食生姜、黄芪、茯苓、核桃仁、荔枝等

第二章

降尿酸精选食材，把吃出来的痛风吃回去

放心吃的低嘌呤食物

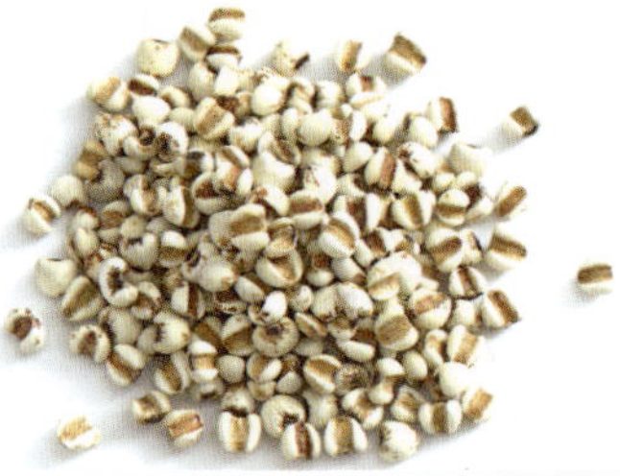

薏米 | 消除水肿，增强肾功能

降尿酸关键词	膳食纤维、钾

性味归经

性凉，味甘、淡，归脾、胃、肺经

主要营养成分

热量	361 千卡
糖类	71.1 克
锌	1.68 毫克
磷	217 毫克
维生素 E	2.08 毫克
镁	88 毫克

每 100 克可食部分

推荐食用量

每日宜吃 50 克

中医经典摘要

《神农本草经注》载薏米："健脾益胃，补肺清热，祛风胜湿。"

降尿酸原理

薏米所含的成分具有利尿作用，能促进尿酸排泄。薏米还可以通过祛湿通络、通利关节，能够有效缓解关节活动受限的症状。所以，不论是痛风急性期还是缓解期，都可以经常食用薏米。

这样吃降尿酸

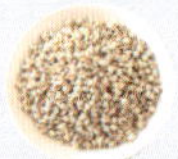

薏米

\+

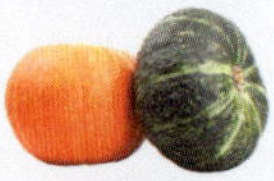

南瓜

\> 利尿消肿

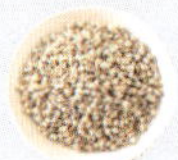

薏米

\+

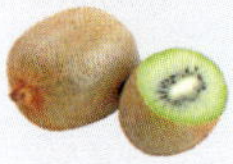

猕猴桃

\> 通淋利尿

食用小窍门

薏米较难煮熟，在煮之前需用清水浸泡 4 小时，让它充分吸收水分后再与其他食材一起煮就很容易熟了。

注：为了方便制作，本章每道菜谱制作按照2人份计量。

南瓜薏米饭

材料 南瓜 300 克，薏米 150 克，大米 100 克。

做法

1. 南瓜洗净，去皮去子，切块；薏米洗净，浸泡 3 小时；大米洗净。
2. 将大米、薏米、南瓜块和适量水放入电饭锅中，按下“煮饭”键，至电饭锅提示米饭蒸好即可。

营养小贴士

薏米具有健脾、利水渗湿的作用，南瓜具有健脾益胃的作用，二者做成南瓜薏米饭，适合于脾虚湿盛的人群。

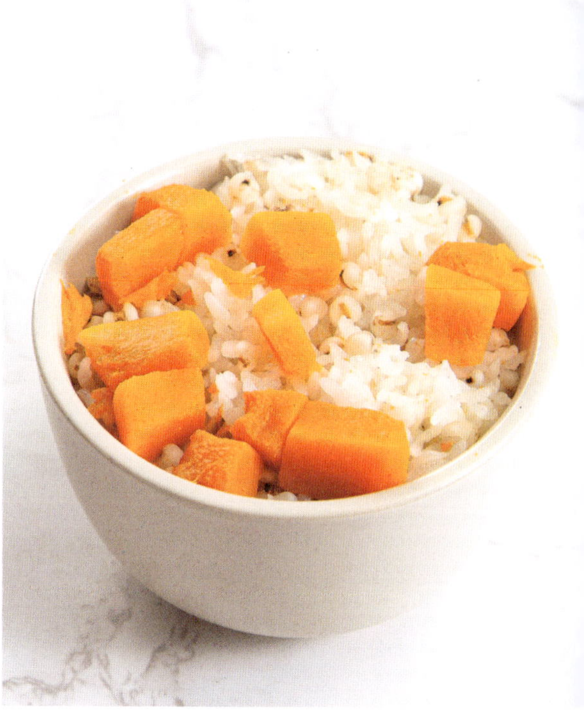

薏米猕猴桃汁

材料 猕猴桃 200 克，薏米 50 克。

做法

1. 薏米浸泡 3 小时，洗净备用；猕猴桃去皮，切大块。
2. 泡好的薏米加水煮开后小火慢煮，煮熟后将薏米水滤出放凉。
3. 将薏米水和猕猴桃块放入榨汁机中榨汁即可。

营养小贴士

薏米猕猴桃汁利湿消肿，适用于有浮肿症状和多湿体胖的人群。

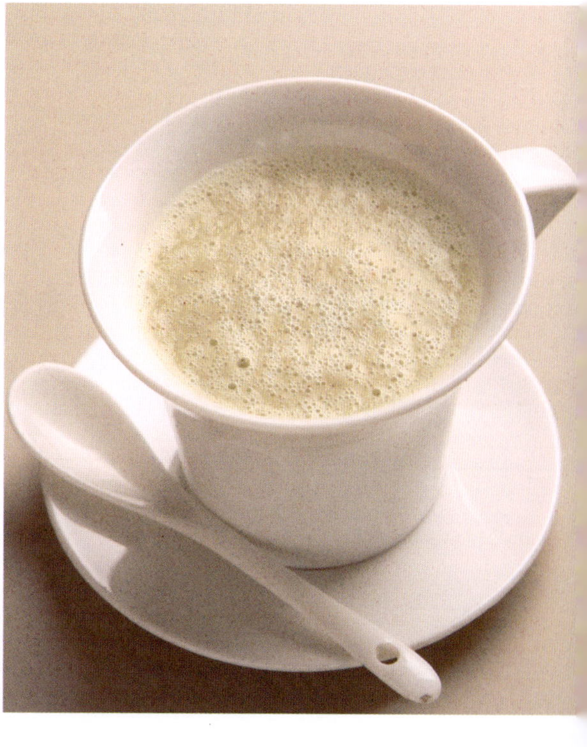

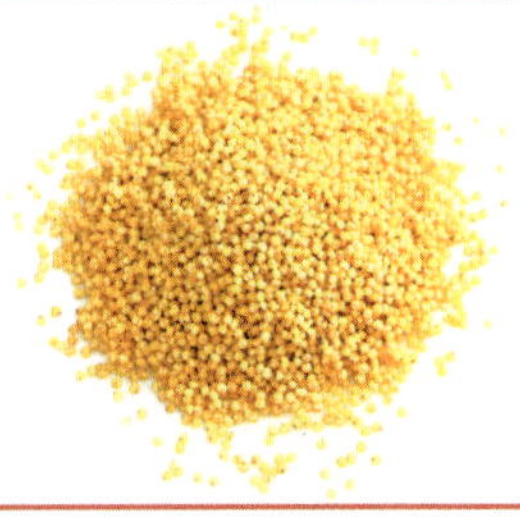

小米　补益脾肾，促进排尿酸

降尿酸关键词	钾

性味归经

性凉，味甘、咸，归肾、脾、胃经

主要营养成分

热量	361 千卡
磷	229 毫克
糖类	75.1 克
锌	1.87 毫克
钾	284 毫克
硒	4.74 微克

每 100 克可食部分

推荐食用量

每日宜吃 50 克

中医经典摘要

《神农本草经注》载小米："治反胃热痢。煮粥食，益丹田，补虚损，开肠胃。"

降尿酸原理

小米含有多种维生素、矿物质、蛋白质、脂肪和碳水化合物等，营养价值高。值得一提的是，小米具有高钾、低钠的特点，钾有利尿作用，对痛风患者十分有益。而且，小米富含膳食纤维，进食后能使人产生饱腹感，有助于控制食量。

这样吃降尿酸

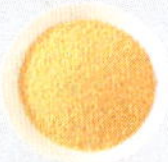
小米 +
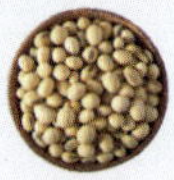
黄豆 > 清热利尿，调脂降压

小米 +
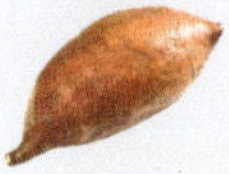
红薯 > 保护眼睛，减脂

食用小窍门

小米不要清洗太多次，也不要太用力，以免外层的营养成分流失。

小米面发糕

材料 小米面200克，黄豆面50克，酵母适量。

做法

1. 将小米面、黄豆面和酵母用温水和成较软的面团，醒发20分钟。
2. 将面团整形放在蒸笼中二次醒发，凉水上锅蒸半小时即可。

营养小贴士

黄豆含优质蛋白、不饱和脂肪酸和钙，可降低血中胆固醇和甘油三酯。小米搭配黄豆有助于加速新陈代谢，还能预防脂肪沉积在血管壁内。

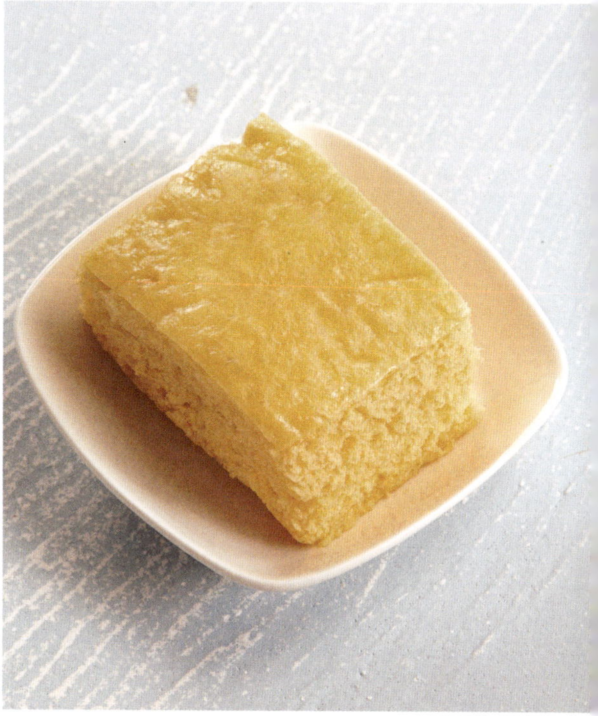

小米红薯粥

材料 小米150克，红薯200克。

做法

1. 红薯洗净，切成小块；小米淘洗干净。
2. 锅中加清水，放入红薯块，大火烧开后转中火煮至八成熟。加入小米，煮20～30分钟，至粥稠即可。

营养小贴士

红薯皮富含膳食纤维、维生素和矿物质。蒸红薯时一定要蒸熟，因为高温能破坏红薯中的氧化酶，缓解食后出现的腹胀、打嗝、泛酸等不适感。

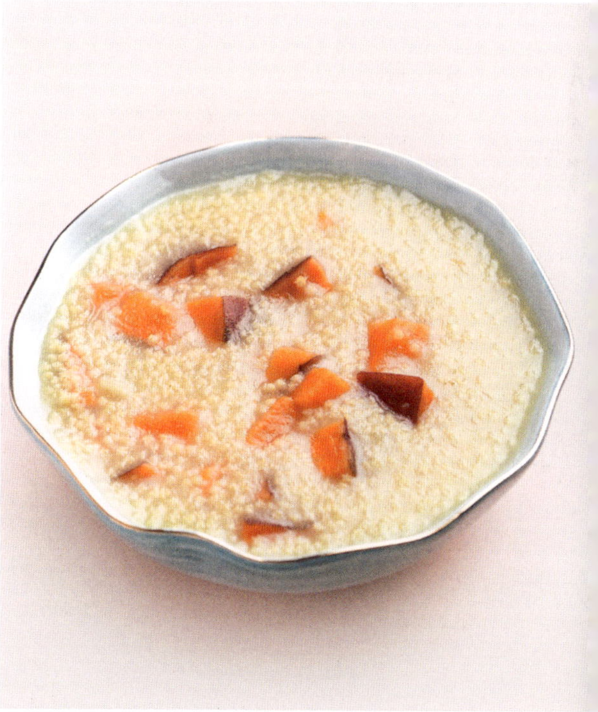

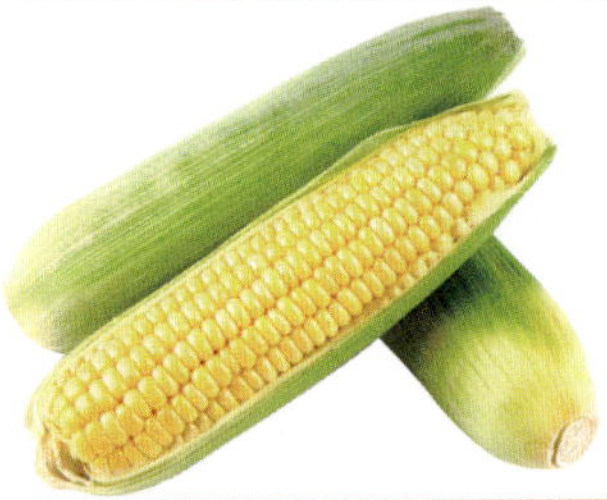

玉米 | 控制体重，预防并发症

降尿酸关键词 膳食纤维、钾

性味归经

性平，味甘，归脾、胃经

主要营养成分

热量	112 千卡
磷	117 毫克
糖类	22.8 克
镁	32 毫克
钾	238 毫克
硒	1.63 微克

每 100 克可食部分

推荐食用量

每日宜吃 50～60 克

中医经典摘要

《神农本草经注》载玉米："调中开胃。"

降尿酸原理

玉米含有膳食纤维、蛋白质、钾、B 族维生素等营养素，能为痛风患者提供丰富的营养。中医认为，玉米须有利尿作用，可促进尿酸的排泄。

这样吃降尿酸

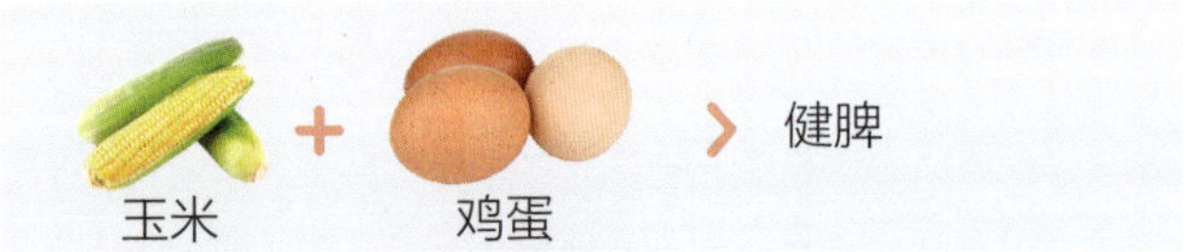

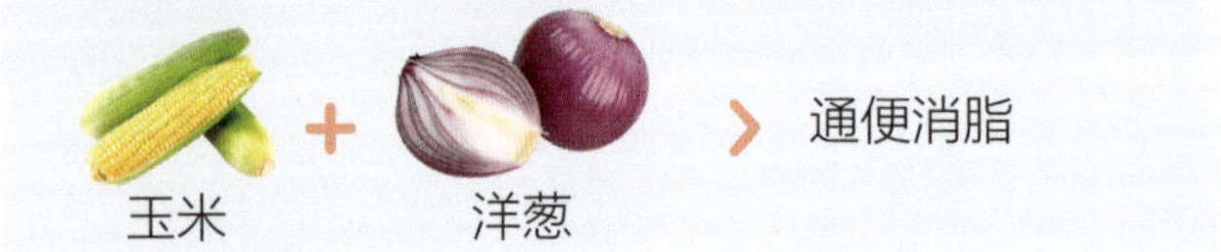

食用小窍门

玉米胚芽中含有一种成分叫作玉米胚芽油，其具有调节血脂、降低胆固醇的功效，有助于预防心血管疾病。所以，食用玉米时最好保留完整的玉米胚芽。

玉米汁

材料 玉米粒 300 克。

做法

1. 将玉米粒放入豆浆机中，加适量清水至上下水位线之间。
2. 按下“豆浆”键，煮至豆浆机提示做好即可。

营养小贴士

玉米汁中含有丰富的不饱和脂肪酸，有助于降血脂和保护血管。

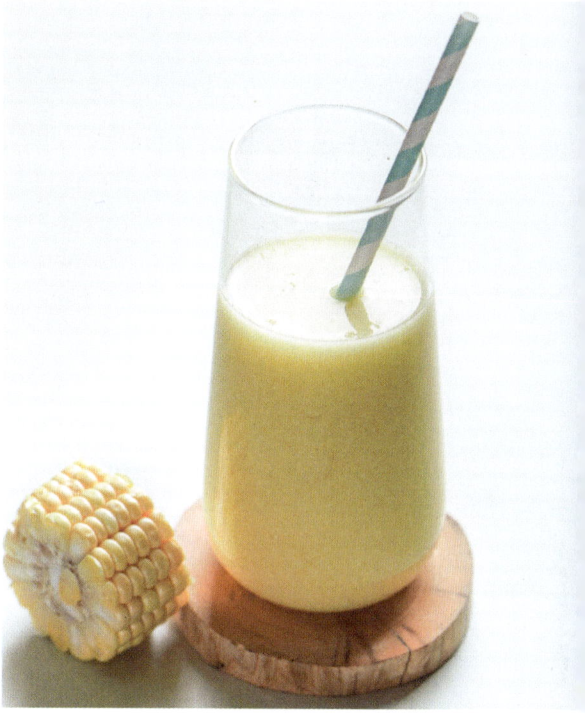

玉米鸡蛋汤

材料 玉米粒 100 克，鸡蛋 60 克。

调料 盐适量。

做法

1. 玉米粒洗净，用料理机打成玉米蓉；鸡蛋取蛋液打散。
2. 锅中放清水，煮沸后放玉米蓉不停搅拌。再次煮沸后淋入蛋黄液，出锅前加盐调味即可。

营养小贴士

玉米胚芽富含维生素 E，有助于降低血液中的胆固醇浓度。

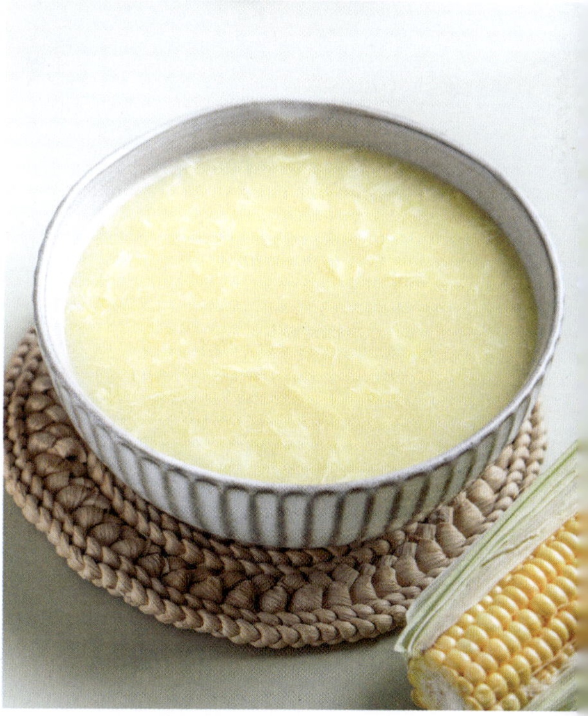

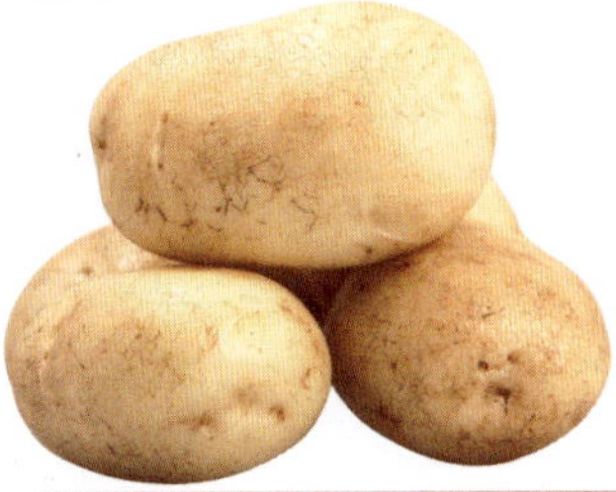

土豆

排钠，排尿酸

降尿酸关键词	钾

性味归经

性平，味甘，归脾、胃、大肠经

主要营养成分

热量	81 千卡
糖类	17.8 克
镁	24 克
钾	347 毫克
维生素 C	14 毫克
磷	46 毫克

每 100 克可食部分

推荐食用量

每日宜吃 100 克

中医经典摘要

《神农本草经注》载土豆：“可解毒，止嗽，厚肠胃。”

降尿酸原理

土豆的钾、维生素 C 含量较高。钾离子不仅可以利尿，还可促进钠离子排出、扩张血管，有助于保护血管。

这样吃降尿酸

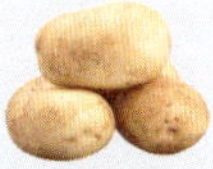
土豆
+
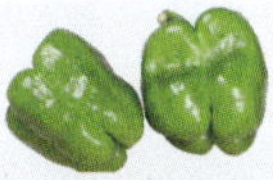
柿子椒
> 健脾益气，利尿消肿

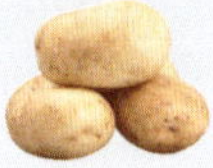
土豆
+
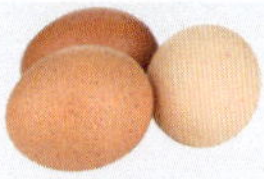
鸡蛋
> 预防心脑血管疾病

食用小窍门

在烹调土豆时宜加入适量醋，有助于营养吸收，口感也好。

未成熟、已发芽或表皮颜色变绿的土豆，含有毒物质——龙葵素，食用容易引发中毒，应避免食用。

土豆片炒柿子椒

材料 土豆300克，柿子椒200克。

调料 盐、酱油各适量。

做法

1. 所有食材洗净，土豆去皮，切片；柿子椒去子，切片备用。
2. 锅烧热，放少许油，放入土豆片翻炒2分钟，倒一些清水焖1分钟。
3. 放入柿子椒片翻炒，放盐、酱油调味，翻炒均匀即可。

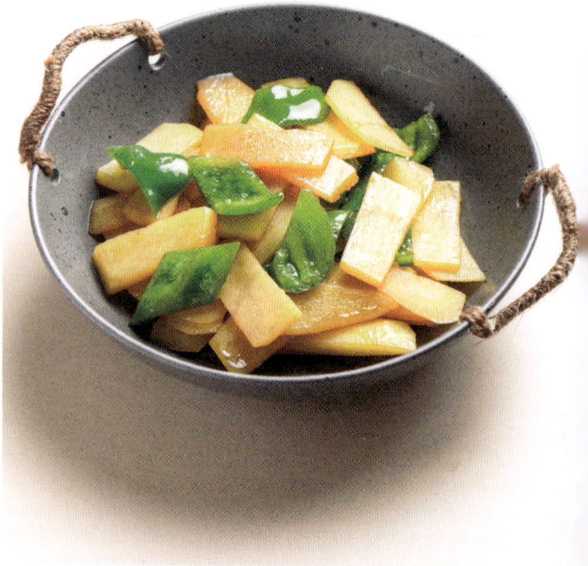

营养小贴士

土豆富含碳水化合物，如果炒菜中放了较多的土豆，可以适当减少主食的摄入量。

土豆鸡蛋饼

材料 土豆150克，鸡蛋1个，面粉90克。

调料 葱花、盐、花椒粉各适量。

做法

1. 土豆洗净，去皮，切丝；鸡蛋打散备用。
2. 将土豆丝、鸡蛋液、葱花和面粉放入盆内，加入盐、花椒粉，再加适量水搅拌均匀制成面糊。
3. 锅置火上，倒油烧至六成热，放入面糊，小火慢煎。
4. 待面糊凝固，翻面，煎至两面金黄即可。

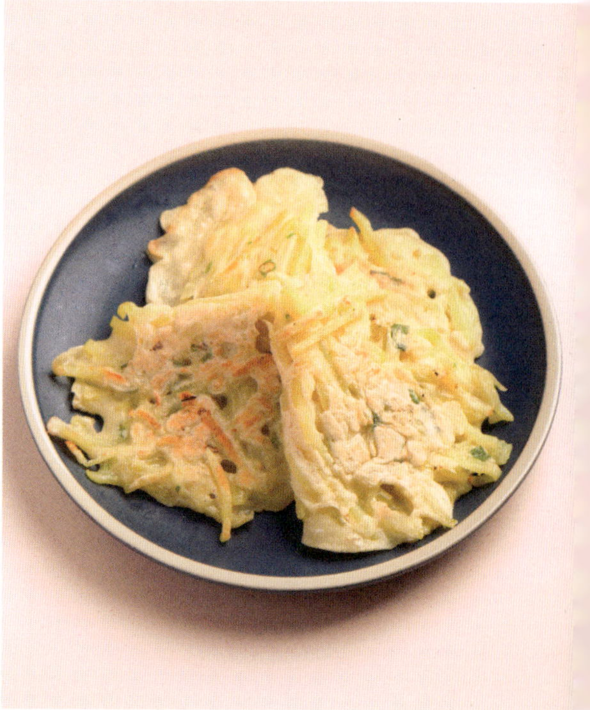

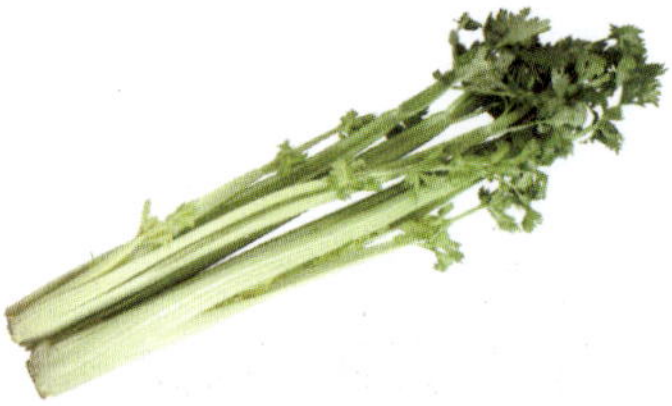

芹菜 | 适合痛风急性期患者食用

降尿酸关键词	钾

性味归经

性凉、味甘、辛，归胃、肝、肺经

主要营养成分

热量	13 千卡
膳食纤维	0.9 克
水分	96.2 克
镁	16 毫克
钾	212 毫克
铁	6.9 毫克

每 100 克可食部分

推荐食用量

每日宜吃 200 克

中医经典摘要

《神农本草经注》载芹菜："主益脾胃，利胸膈，去冷气，作茹食。"

降尿酸原理

芹菜具有清热、消肿利尿、促便等功效，且基本上不含嘌呤，适合痛风急性期食用。

这样吃降尿酸

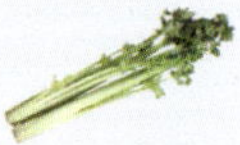
芹菜
+
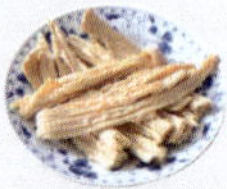
腐竹
> 通便，保护血管

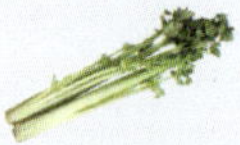
芹菜
+
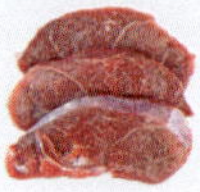
牛肉
> 健脾养胃，补血

食用小窍门

芹菜"不吃盐"，烹调时要少放盐，以免摄入过多钠。

芹菜拌腐竹

材料 水发腐竹200克，芹菜100克，胡萝卜50克，熟白芝麻少许。

调料 盐、香油适量。

做法

❶ 水发腐竹洗净，切段；芹菜洗净，切段；胡萝卜洗净，去皮切丁。

❷ 将水发腐竹段、芹菜段、胡萝卜丁依次焯水后加入熟白芝麻、盐拌匀，淋上香油即可。

营养小贴士

焯腐竹的时候一定不要久焯，以免腐竹破碎。

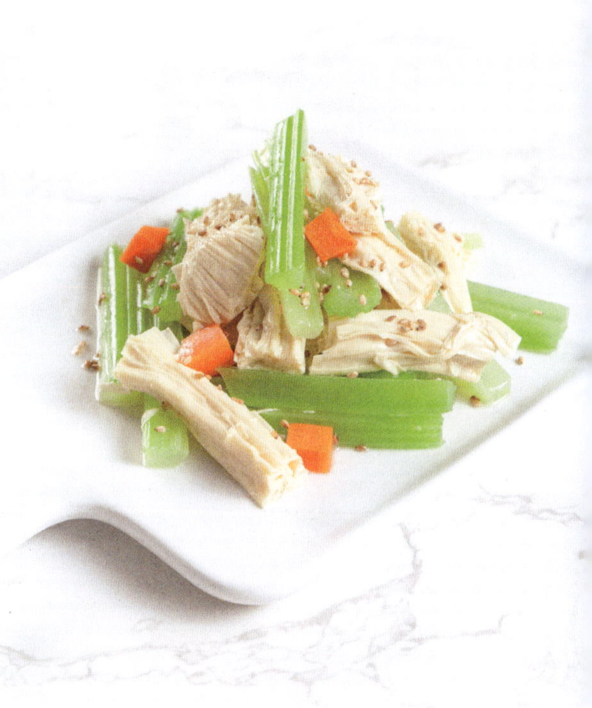

芹菜炒牛肉

材料 牛肉、芹菜各150克。

调料 料酒、生抽、姜末、盐各适量。

做法

❶ 牛肉洗净，切片，用料酒、生抽、少许油腌15分钟；芹菜洗净，切片。

❷ 锅内倒油烧热，炒香姜末，下牛肉片翻炒，加芹菜片翻炒片刻，加盐调味即可。

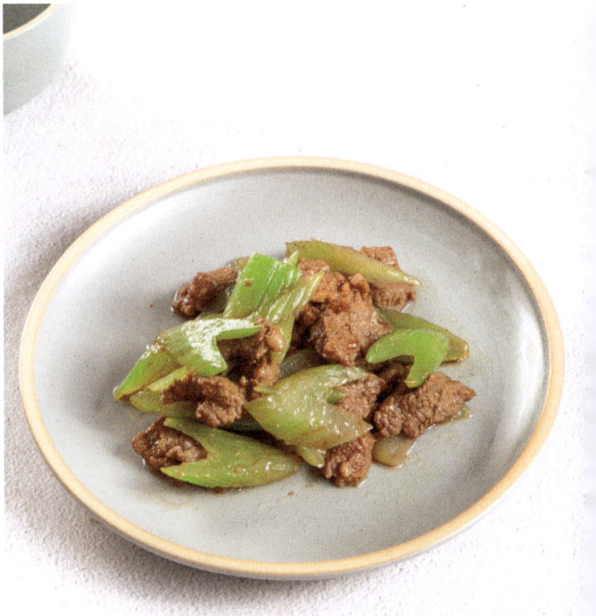

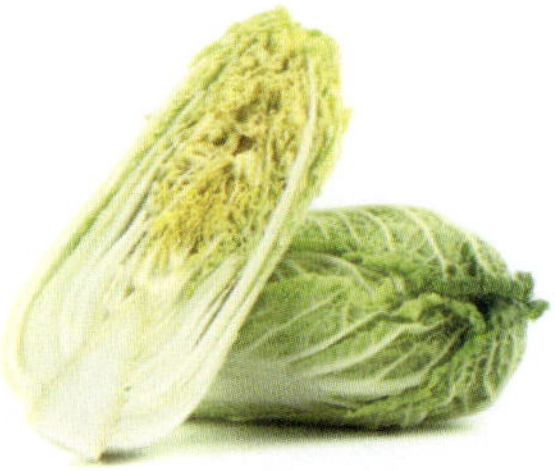

大白菜 | 有利于痛风患者排尿酸

降尿酸关键词	钾、膳食纤维、维生素 C

性味归经

性平，味甘，归肠、胃、肝、肾、膀胱经

主要营养成分

热量	20 千卡
膳食纤维	0.9 克
水分	94.4 克
钾	134 毫克
维生素 C	37.5 毫克
钙	57 毫克

每 100 克可食部分

推荐食用量

每日宜吃 100～150 克

中医经典摘要

《神农本草经注》载白菜茎叶："通利肠胃，除胸中烦，解酒渴。能消宿食，下气治嗽。"

降尿酸原理

白菜富含多种维生素和矿物质，具有碱化尿液的作用，能促进体内沉积的尿酸盐溶解，防止形成尿酸结石。

这样吃降尿酸

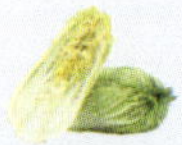

大白菜 + 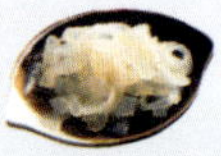

海蜇皮 > 降胆固醇，健脾补肾

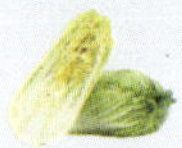

大白菜 + 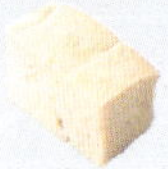

豆腐 > 清热润肺，通利肠胃

食用小窍门

避免使用铜制锅具煮食白菜，以免所含的维生素 C 被铜离子破坏，降低营养价值。

在烹饪大白菜时，适当放点醋，有利于人体对营养的吸收。

白菜拌海蜇皮

材料 海蜇皮150克，大白菜200克。

调料 盐、醋、香油、香菜段、蒜泥各适量。

做法

1. 将海蜇皮反复冲洗干净，浸泡4~6小时，中间换水2~3次，泡好后将海蜇皮焯水，切丝；大白菜洗净，切丝。
2. 将海蜇皮丝、大白菜丝、盐、醋、香油、蒜泥和香菜段拌匀即可。

营养小贴士

优质的海蜇皮呈白色或黄色，有光泽，无红衣、红斑和泥沙。将海蜇放入口中咀嚼，能发出“咯咯”的脆响声，且有咬劲，则为优质海蜇。

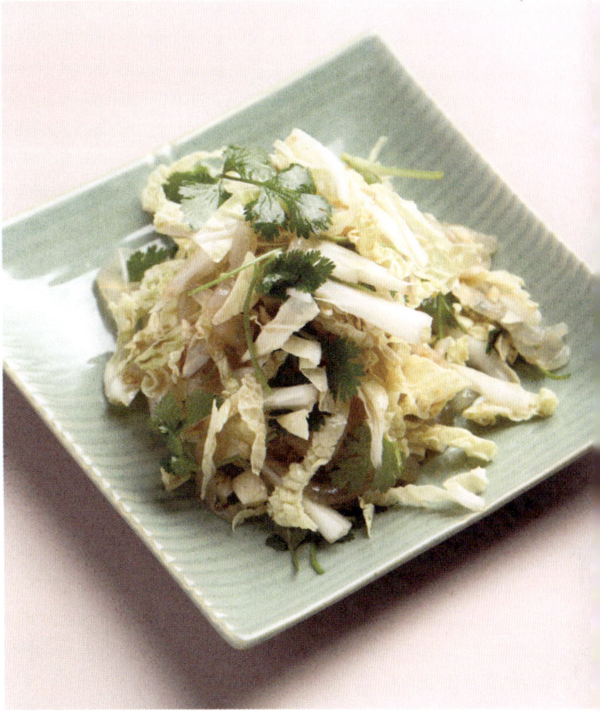

白菜炖豆腐

材料 大白菜300克，豆腐250克。

调料 葱段、姜片各少许，盐适量。

做法

1. 所有食材洗净，大白菜切片，豆腐切块。
2. 锅中放油烧热，放入葱段、姜片炒香，放入白菜片翻炒片刻，然后加入清水，水没过白菜片，同时加入切好的豆腐块，大火炖10分钟，加盐调味即可。

营养小贴士

大白菜是我国北方常见蔬菜，价格便宜，易于保存，做法多样。高尿酸血症和痛风患者多吃大白菜，有助于控制体重和减少嘌呤摄入。

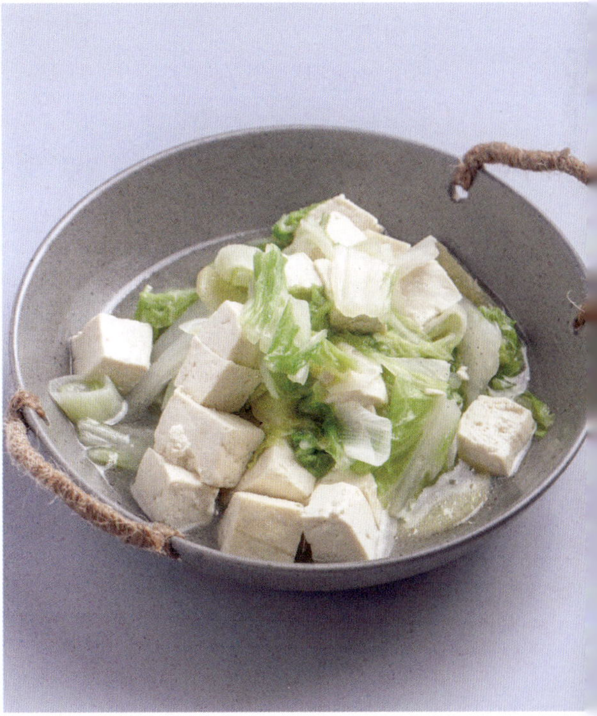

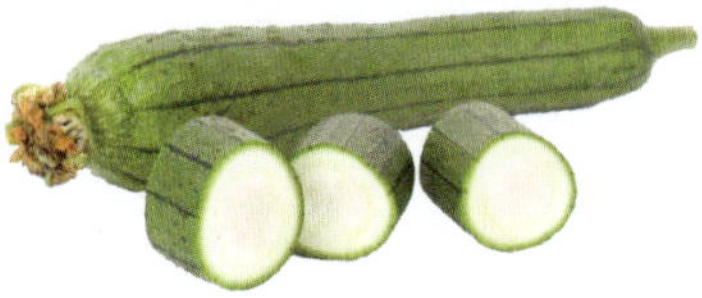

丝瓜

利尿，促进尿酸排出

降尿酸关键词	皂苷类物质

性味归经

性凉，味甘，归肝、胃经

主要营养成分

热量	20 千卡
钾	121 毫克
水分	94.1 克
胡萝卜素	155 微克
钾	1.21 毫克
镁	19 毫克

每 100 克可食部分

推荐食用量

每日宜吃 100～150 克

中医经典摘要

《神农本草经注》载丝瓜："能通人脉络脏腑，而去风解毒，消肿化痰，祛痛杀虫，及治诸血病也。"

降尿酸原理

中医认为，丝瓜具有活血、凉血、通络、解毒、消炎等功效，有助于痛风患者预防红、肿、热、痛等炎症症状。现代营养学认为，丝瓜含有皂苷类物质，具有一定的利尿作用，可以帮助痛风患者排出尿酸。

这样吃降尿酸

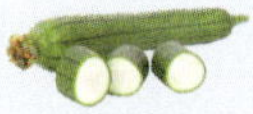
丝瓜
+
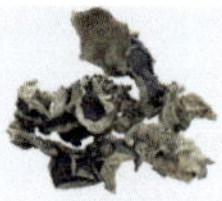
木耳
> 清热解毒，滋阴润燥

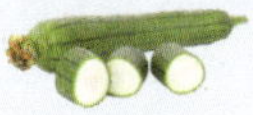
丝瓜
+
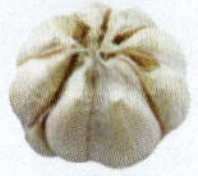
大蒜
> 清热利尿，降压护心

食用小窍门

丝瓜宜现切现做，防止营养成分随汁水流失。

木耳烩丝瓜

材料 丝瓜300克，水发木耳150克。

调料 盐、水淀粉各适量。

做法

1. 丝瓜洗净，去皮和蒂，切成滚刀块；水发木耳择洗干净，撕成小朵。
2. 炒锅置火上，倒入适量油，待油温烧至七成热，倒入丝瓜块和木耳翻炒至熟，加盐调味，用水淀粉勾薄芡即可。

营养小贴士

木耳有益气强身、滋肾养胃、补气活血等功效，因其含有膳食纤维和植物化学物，还有助于抗血栓、调血脂，预防心血管疾病的发生。

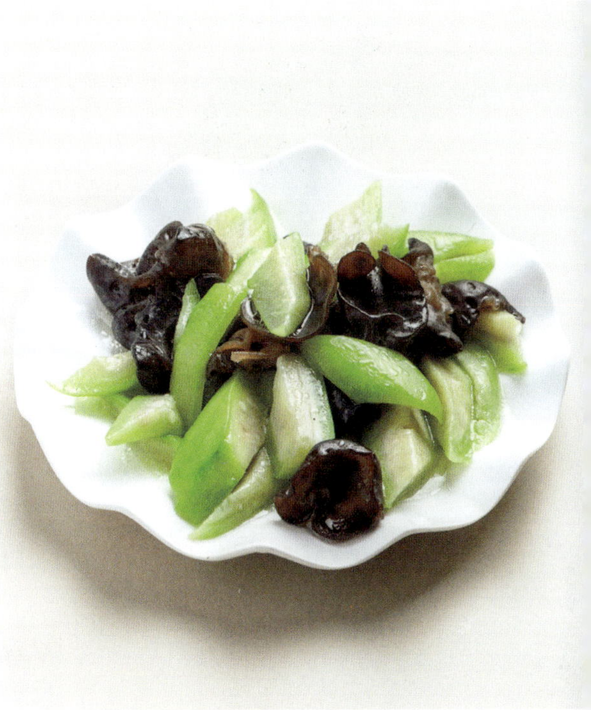

蒜蓉蒸丝瓜

材料 丝瓜300克，蒜蓉30克。

调料 葱花、盐各适量。

做法

1. 丝瓜洗净，削皮，切段，顶端中间挖浅坑。
2. 锅中烧油，下蒜蓉煸炒，加盐炒香后盛出。
3. 将炒好的蒜蓉放到丝瓜的浅坑里，把丝瓜盅放入盘中，沸水下蒸锅，隔水蒸6分钟后取出，撒上葱花即可。

营养小贴士

大蒜有抗菌消炎的作用，丝瓜可活血通络、利尿，二者搭配食用有益身体健康。

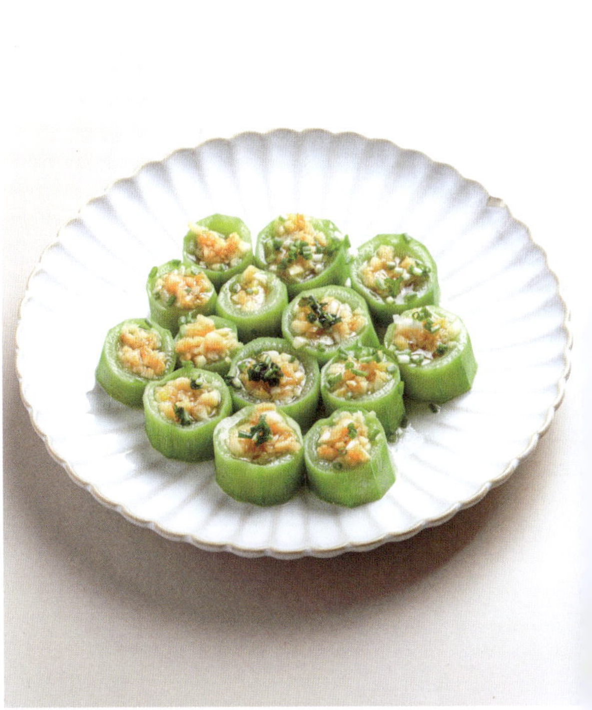

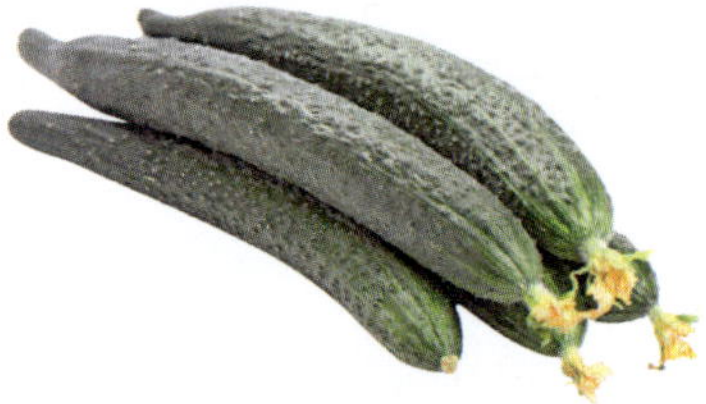

黄瓜

排尿酸，助减肥

降尿酸关键词　钾

性味归经

性寒，味甘，归胃、小肠经

主要营养成分

热量	16 千卡
钾	102 毫克
水分	95.8 克
胡萝卜素	90 微克
维生素 C	9 毫克
钙	24 毫克

每 100 克可食部分

推荐食用量

每日宜吃 100～150 克

中医经典摘要

《神农本草经注》载黄瓜：“清热解渴，利水道。”

降尿酸原理

黄瓜富含水分，且热量低，有助于增加尿量和促进尿酸排泄，从而减少尿酸在体内堆积，降低尿酸水平。

这样吃降尿酸

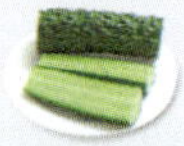

黄瓜

+

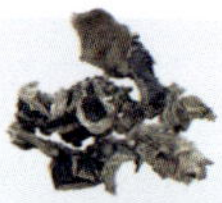

木耳

> 调脂降压

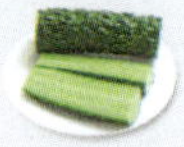

黄瓜

+

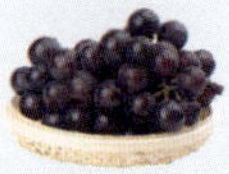

葡萄

> 降低胆固醇，开胃

食用小窍门

黄瓜尾部含有较多的苦味素，具有调节免疫的作用，所以烹饪时不要把黄瓜尾部全部丢掉。

正在减肥的痛风患者，可以在饭前吃半根黄瓜，这样可以减少正餐的进食量。也可将其作为加餐食用，有助于饱腹。

木耳拌黄瓜

材料 黄瓜250克，水发木耳100克。

调料 醋、香油、盐各适量。

做法

1. 水发木耳择洗净，放入沸水中焯透，捞出，沥干水分，放凉，切丝；黄瓜洗净，切丝。
2. 取小碗，放入醋、盐、香油搅拌均匀，制成调味汁。
3. 取盘，放入黄瓜丝和木耳丝，淋入调味汁拌匀即可。

营养小贴士

木耳有助于促进胃肠蠕动，黄瓜有利尿作用。二者搭配，可预防痛风患者并发血脂异常。

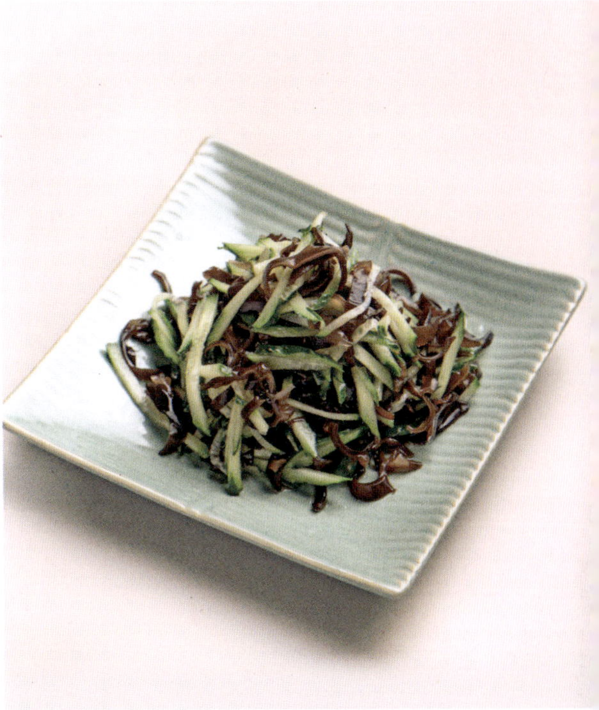

葡萄黄瓜汁

材料 黄瓜200克，葡萄100克。

做法

1. 黄瓜洗净，切条；葡萄洗净。
2. 将黄瓜条和葡萄放入榨汁机中榨成汁即可。

营养小贴士

葡萄是一种基本不含嘌呤的水果，非常适合痛风患者食用。和黄瓜同食可以起到排出多余尿酸的作用。

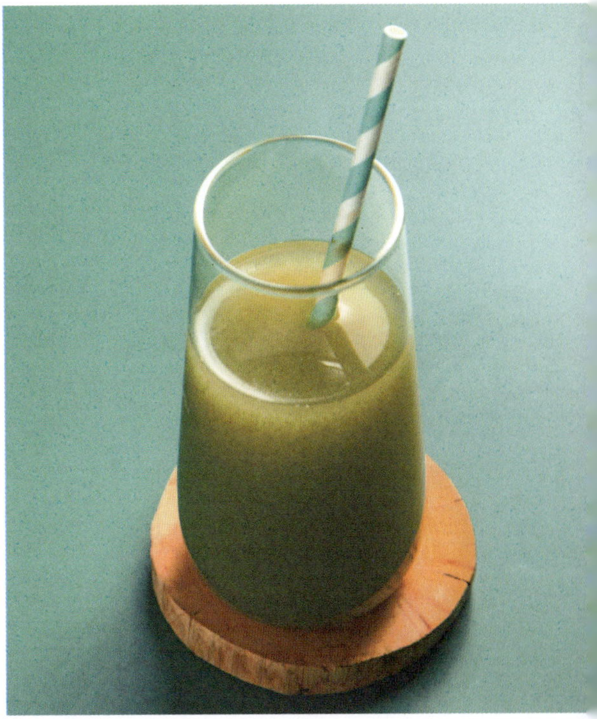

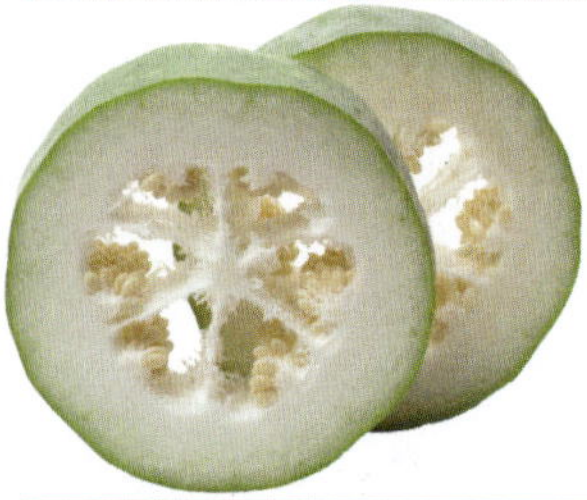

冬瓜

利尿，降尿酸

降尿酸关键词	钾

性味归经

性凉，味甘、淡，归肺、膀胱、大肠经

主要营养成分

热量	10 千卡
钾	57 毫克
水分	96.9 克
镁	10 毫克
维生素 C	16 毫克
钙	12 毫克

每 100 克可食部分

推荐食用量

每日宜吃 100 克

中医经典摘要

《神农本草经注》载冬瓜：“主治小腹水胀，利小便，止渴。”

降尿酸原理

冬瓜热量低，含有丰富的维生素 C、B 族维生素，以及钾、钙等营养物质。这些成分可促进尿液排出，从而有助于降低尿酸水平。

这样吃降尿酸

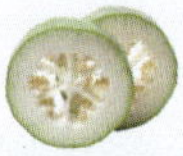
冬瓜 +
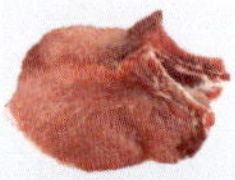
猪瘦肉 › 利尿消肿，去火

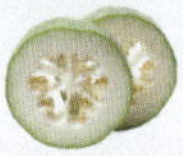
冬瓜 +
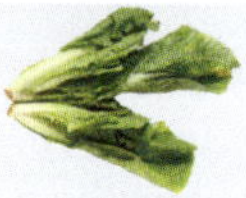
小白菜 › 清热利尿，控糖控压

食用小窍门

烹制冬瓜时，盐要少放、晚放，这样不仅口感好，而且也做到了低盐饮食。

冬瓜玉米焖排骨

材料 猪排骨 180 克，冬瓜 120 克，玉米 100 克。

调料 盐 1 克，葱段、蒜片、姜片、生抽各适量。

做法

1. 猪排骨洗净，切块；冬瓜洗净，去皮及子，切块；玉米洗净，切段。
2. 锅内倒油烧热，爆香蒜片、姜片，倒入排骨块翻炒，加入冬瓜块、玉米段及适量热水煮沸，加盖焖 60 分钟。
3. 加盐、生抽搅匀，继续焖 10 分钟，放入葱段即可。

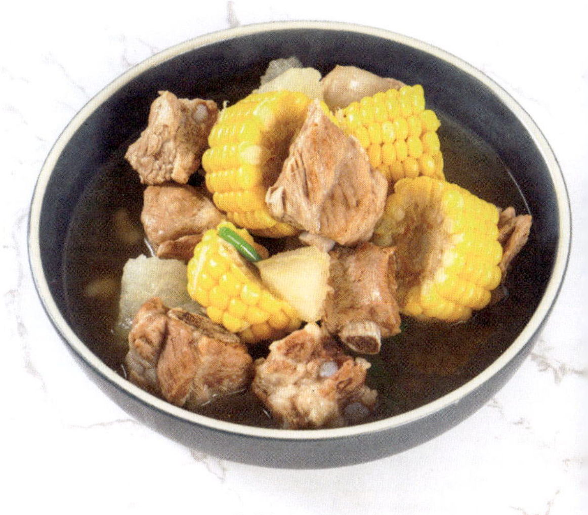

营养小贴士

冬瓜富含维生素 C，有助于降低血液中的尿酸水平，预防关节疼痛，搭配富含维生素 B_1 的猪瘦肉，有助于排钠，促进血液循环。

白菜冬瓜汤

材料 冬瓜 200 克，小白菜 50 克。

调料 盐适量。

做法

1. 小白菜洗净，切段；冬瓜洗净，去皮除子，切片。
2. 锅中放适量清水烧开，放入冬瓜片，小火煮 5 分钟左右。
3. 放入小白菜段煮熟，加盐调味即可。

营养小贴士

冬瓜非常适合与小白菜一起做汤，味道鲜美。注意煮汤时不要放太多盐。

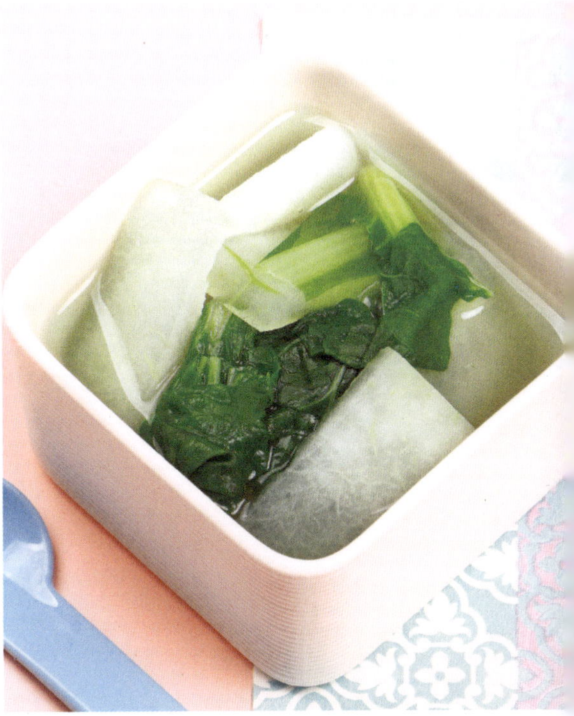

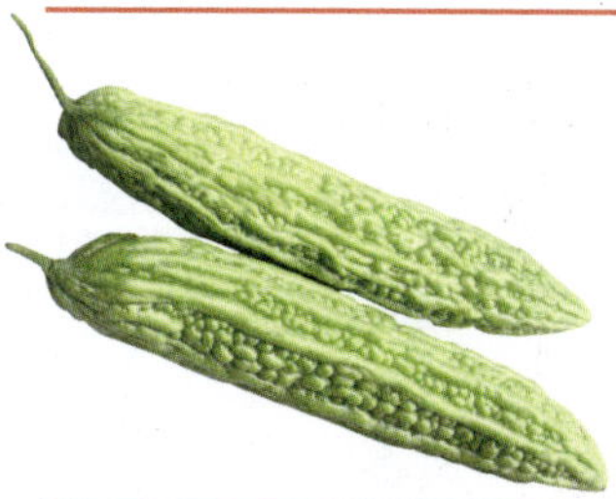

苦瓜

清热消肿，适合痛风急性期患者食用

降尿酸关键词	生物碱、维生素 C

性味归经

性寒，味苦，归心、脾、胃经

主要营养成分

热量	22 千卡
膳食纤维	1.4 克
水分	93.4 克
钾	256 毫克
维生素 C	56 毫克
钙	14 毫克

每 100 克可食部分

推荐食用量

每日宜吃 50 ~ 100 克

中医经典摘要

《神农本草经注》载苦瓜：“可除邪热、解劳乏、清心明目。”

降尿酸原理

苦瓜属于低嘌呤食物，其所含的生物碱奎宁有杀菌、消炎退热的功效，有助于痛风患者消肿、缓解疼痛。苦瓜中还含有丰富的维生素 C，有助于保护血管。

这样吃降尿酸

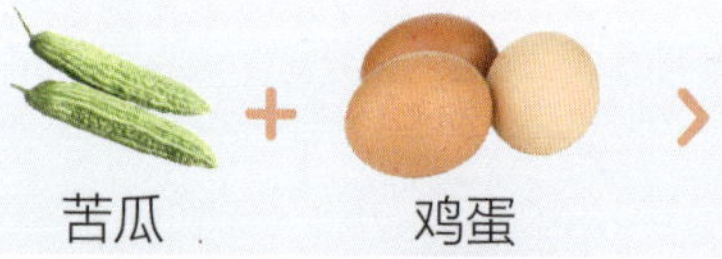

清热解暑，健胃促食

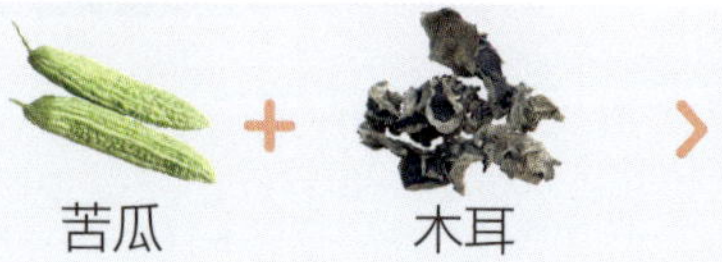

保护心脑血管健康

食用小窍门

烹调苦瓜以大火快炒或凉拌的方式为宜，因为烹调的时间过长，水溶性维生素会释出而流入菜汁中，造成营养成分流失，而降低营养价值。

苦瓜煎蛋

材料 鸡蛋2个，苦瓜200克。

调料 盐、胡椒粉各适量。

做法

1. 苦瓜洗净，去子，切丁，焯水；鸡蛋打散；将苦瓜和鸡蛋混匀，加盐和胡椒粉调匀。
2. 锅置火上，倒入油烧至六成热，倒入苦瓜蛋液，煎至两面金黄即可。

营养小贴士

苦瓜含生物碱——奎宁，有利尿活血、消炎退热、清心明目的功效。搭配鸡蛋，可以为痛风患者补充营养。

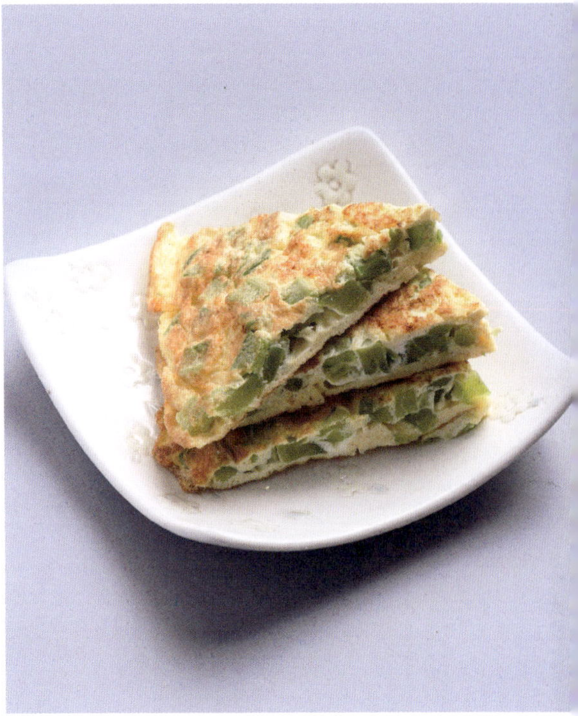

苦瓜拌木耳

材料 苦瓜200克，干木耳5克，红彩椒25克。

调料 蒜末、盐、生抽、醋、香油各适量。

做法

1. 苦瓜洗净，去子，切片；木耳泡发，撕小朵；红彩椒洗净，去蒂及子，切丝；蒜末、盐、生抽、醋、香油调成调味汁备用。
2. 木耳、苦瓜片分别焯熟备用。
3. 将所有材料放入盘中，倒入调味汁，拌匀即可。

营养小贴士

苦瓜的草酸含量比较高，所以吃前建议焯一下。焯时水里放点盐，颜色会更绿。

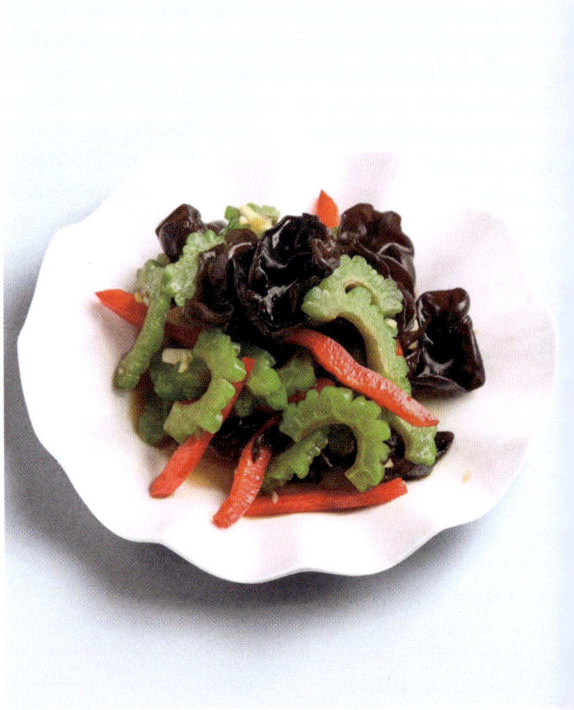

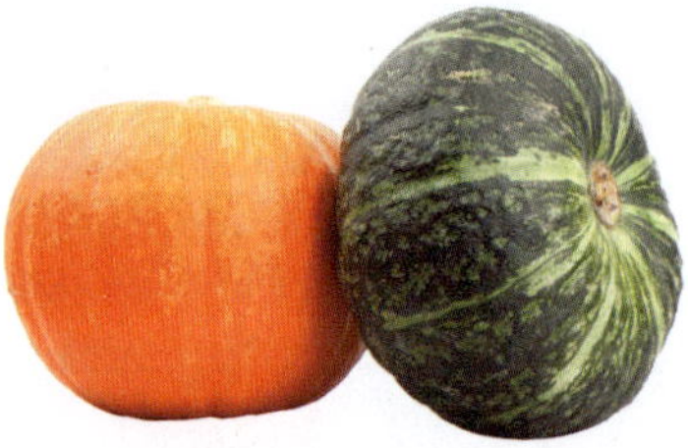

南瓜

适合痛风合并肥胖症患者食用

降尿酸关键词	钾、膳食纤维

性味归经

性温，味甘，归脾、胃经

主要营养成分

热量	23 千卡
膳食纤维	0.8 克
水分	93.5 克
钾	145 毫克
维生素 C	8 毫克
钙	16 毫克

每 100 克可食部分

推荐食用量

每日宜吃 80 克

中医经典摘要

《神农本草经注》载南瓜：“主补中益气。”

降尿酸原理

南瓜嘌呤低，适合痛风患者食用。而且，南瓜脂肪含量低，适用于痛风合并肥胖症患者。

这样吃降尿酸

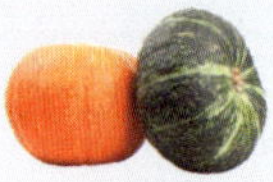
南瓜
+
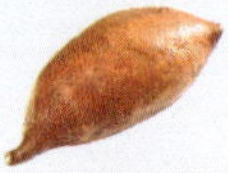
红薯
› 调尿酸，通便

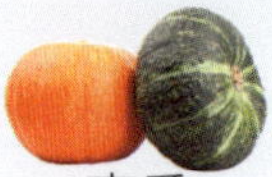
南瓜
+
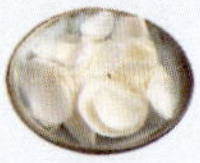
百合
› 健胃消食

食用小窍门

南瓜除了单独食用外，也可以与面粉等掺在一起制作南瓜馒头、南瓜饼等，或者与小米、大米、红豆、黑豆、莲子、花生、芝麻、薏米、红枣等一起熬成粥。

南瓜红薯馒头

材料 南瓜、红薯各 100 克，面粉 200 克，酵母少许。

做法

1. 南瓜洗净，削皮去子，切块；红薯洗净，削皮切块，与南瓜块一起放入蒸锅内蒸熟，压成泥。
2. 南瓜红薯泥中加入面粉、酵母一起揉成团，醒发至 2 倍大。
3. 上步面团加入适量干面按揉，排出空气，做成馒头，二次醒发后，放入蒸锅蒸 15 分钟即可。

营养小贴士

南瓜和红薯均富含膳食纤维和钾，搭配做成馒头食用，既能增加饱腹感，还能利尿，有助于体内尿酸的排出。

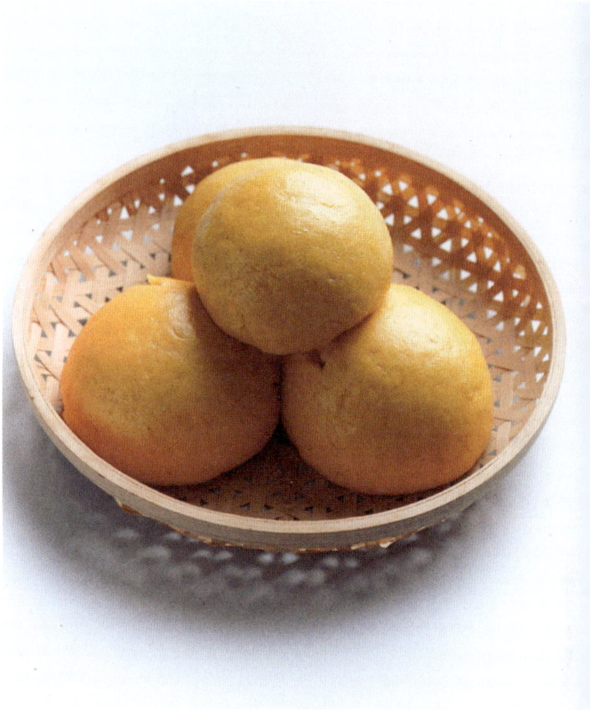

百合南瓜

材料 南瓜 300 克，鲜百合 60 克。

做法

1. 南瓜洗净，削皮去子，切厚片，于盘中摆好。
2. 鲜百合掰成片，洗净沥干，放在南瓜片上面。
3. 隔水蒸 15～20 分钟即可。

营养小贴士

南瓜含有丰富的钴，有助于增强造血功能，钴还可以参与人体内维生素 B_{12} 的合成，是胰岛细胞所必需的微量元素。

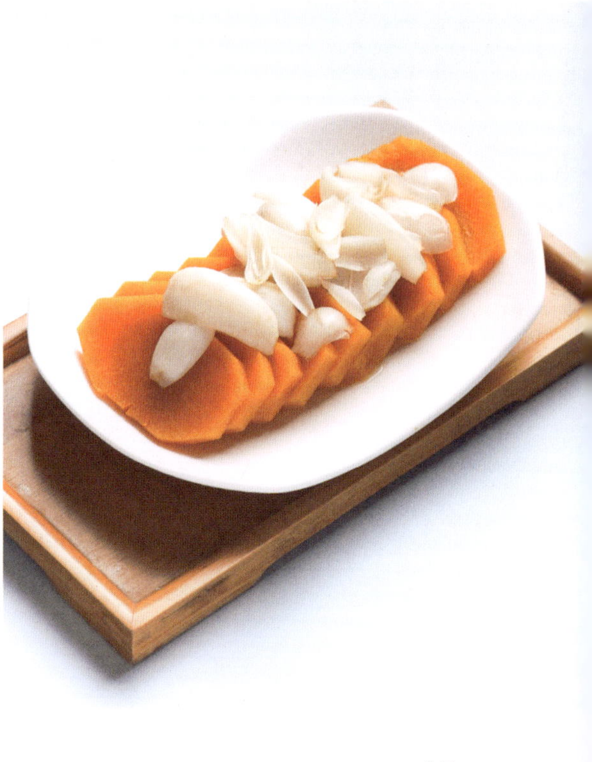

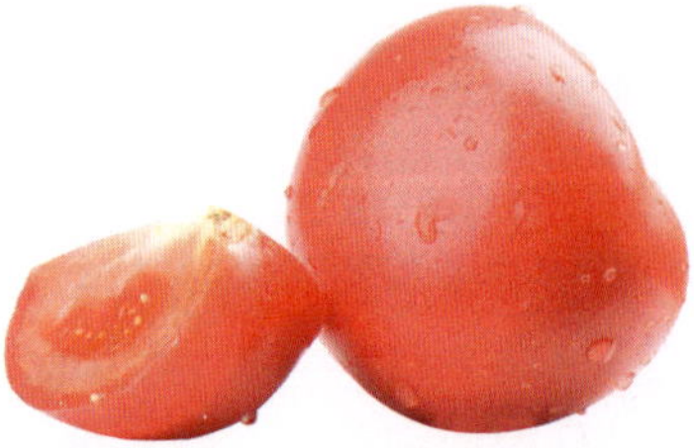

番茄 | 生津止渴，促进尿酸排出

降尿酸关键词	钾

性味归经
性微寒、味甘、酸，归肝、脾、胃经

主要营养成分

热量	15 千卡
胡萝卜素	375 微克
水分	95.2 克
钾	179 毫克
维生素 C	14 毫克
钙	4 毫克

每 100 克可食部分

推荐食用量
每日宜吃 100～150 克

中医经典摘要
《神农本草经注》载番茄："止渴涩肠，疗肺痿心热嗽。消痰开胃，亦治吐血。"

降尿酸原理

番茄属于低嘌呤食物，含有丰富的钾，可碱化尿液、利尿，对痛风患者有辅助治疗作用。

这样吃降尿酸

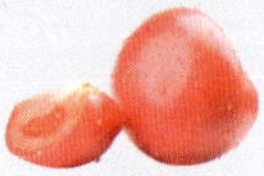
番茄
+
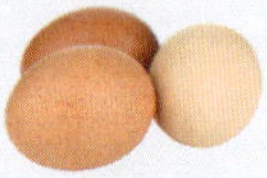
鸡蛋
> 健胃消食

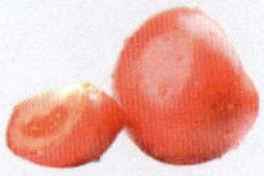
番茄
+
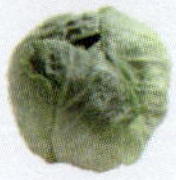
圆白菜
> 减脂，利尿调脂

食用小窍门

番茄不宜空腹大量食用，否则容易刺激胃黏膜，导致胃酸分泌过多，造成胃胀。

番茄鸡蛋汤

材料 番茄150克，鸡蛋1个。

调料 盐、香油、香菜末各适量。

做法

1. 鸡蛋磕入碗中，打散成蛋液；番茄洗净，去蒂，切小块。
2. 锅置火上，加入清水大火煮沸，放入番茄块煮1分钟，淋入蛋液搅匀，下入香菜末，淋香油、加盐调味即可。

营养小贴士

番茄含有丰富的维生素C、番茄红素等营养物质，鸡蛋为优质蛋白，搭配做成汤可以为人体补充营养。

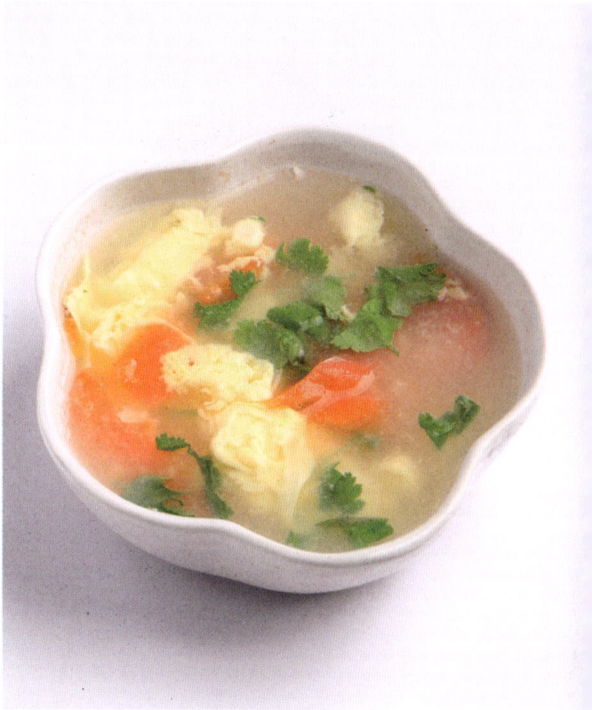

圆白菜炒番茄

材料 圆白菜150克，番茄100克，柿子椒60克。

调料 蒜片5克，盐、十三香、醋各2克。

做法

1. 圆白菜洗净，切丝；番茄洗净，切块；柿子椒洗净，去蒂及子，切条。
2. 锅内倒油烧热，放入蒜片炒香，再放入圆白菜丝、番茄块、柿子椒条翻炒至熟，加盐、十三香、醋调味即可。

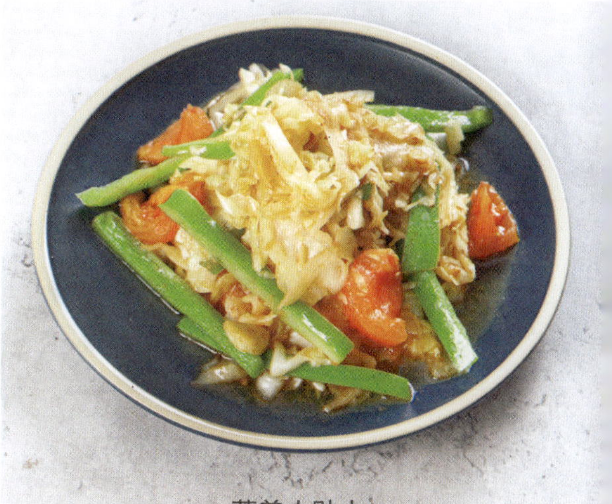

营养小贴士

圆白菜富含膳食纤维，能够促进胃肠道蠕动，起到润肠通便的作用。搭配含有番茄红素的番茄，有助于清除体内自由基，减缓衰老，改善皮肤健康。

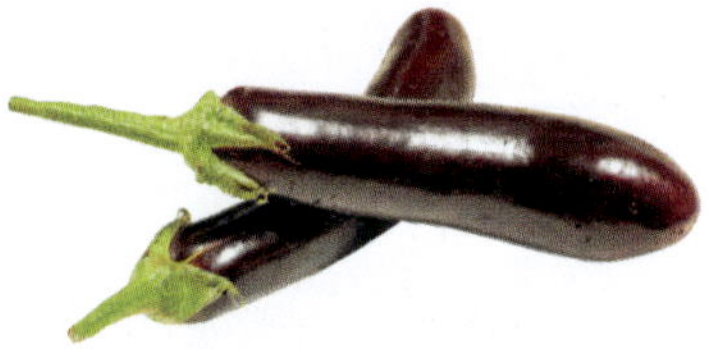

茄子

调节代谢平衡，预防尿酸沉积

降尿酸关键词	钾、膳食纤维

性味归经

性凉，味甘，归脾、胃、大肠经

主要营养成分

热量	23 千卡
膳食纤维	1.3 克
水分	93.4 克
钾	142 毫克
维生素 C	5.0 毫克
钙	24 毫克

每 100 克可食部分

推荐食用量

每日宜吃 100～150 克

中医经典摘要

《神农本草经注》载茄子："散血止痛，消肿宽肠，主治寒热、五脏劳损及瘟病。"

降尿酸原理

中医认为，茄子性凉、味甘，有利尿、活血化瘀、清热、止痛消肿等功效。对于痛风患者来说，尿酸沉积于趾关节，容易出现红肿热痛的症状，适当吃点茄子，可辅助缓解症状。

这样吃降尿酸

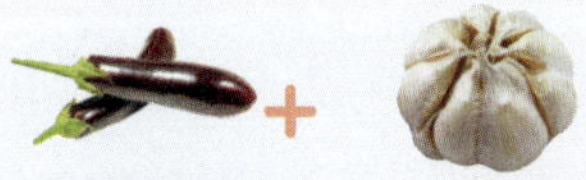

茄子 + 大蒜 > 解毒利尿，护心降压

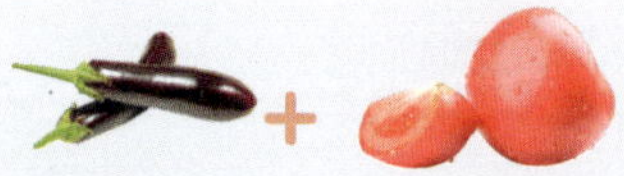

茄子 + 番茄 > 降胆固醇，护肤

食用小窍门

茄子皮中含有丰富的花青素，因此食用时不宜去皮。

蒜蓉蒸茄子

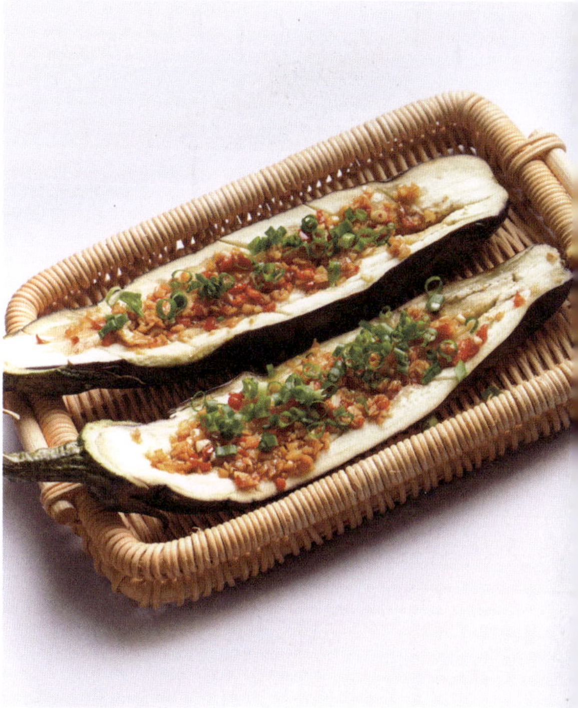

材料 茄子400克，蒜末20克。

调料 盐、红辣椒丁、葱花各适量。

做法

1. 茄子洗净，从中间剖开，放入盘中。
2. 锅内倒油烧热，放蒜末、红辣椒丁、葱花爆香，加盐调味制成酱料。
3. 将爆香的酱料铺在茄子上，放入蒸锅中，大火蒸10分钟即可。

营养小贴士

茄子易吸油，建议蒸着吃，既美味又营养。

番茄烩茄丁

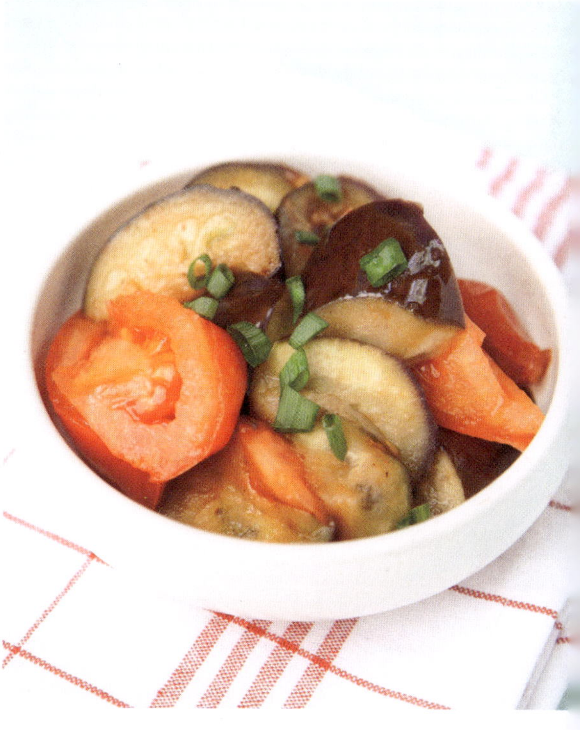

材料 茄子300克，番茄150克。

调料 盐、葱花各适量。

做法

1. 茄子、番茄洗净，茄子切块，番茄切块。
2. 锅置火上，倒入适量油烧至六成热，放入茄子块和番茄块炒熟，出锅前加盐调味，撒上葱花即可。

营养小贴士

番茄含有多种有机酸，能促进胃液分泌，从而起到促进消化、润肠通便的作用。番茄和茄子一同食用可起到健胃消食、提振食欲的功效。

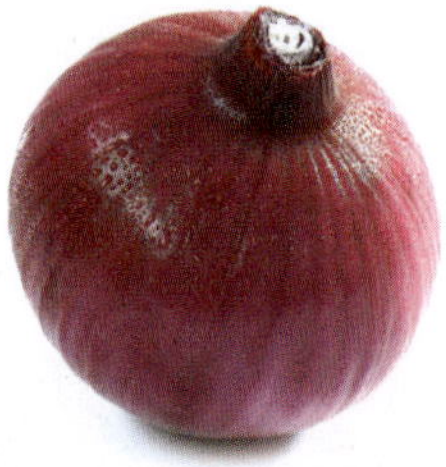

洋葱 | 缓解痛风急性期疼痛

降尿酸关键词	前列腺素

性味归经

性温，味甘、微辛，归心、脾、胃经

主要营养成分

热量	40 千卡
膳食纤维	0.9 克
水分	89.2 克
钾	147 毫克
维生素 C	8 毫克
钙	24 毫克

每 100 克可食部分

推荐食用量

每日宜吃 100～150 克

中医经典摘要

《神农本草经注》载洋葱："温中，消谷，下气，杀虫。"

降尿酸原理

洋葱是唯一含有前列腺素的蔬菜，前列腺素可降低血液黏稠度，扩张血管，还有利尿和排钠的作用，有助于痛风患者将体内多余的钠排泄出去。

这样吃降尿酸

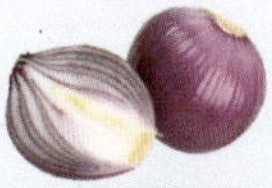

洋葱 + 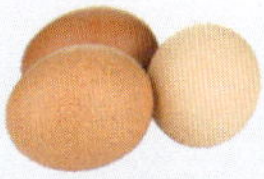

鸡蛋 › 稳定血糖，利尿降压

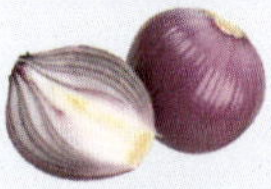

洋葱 + 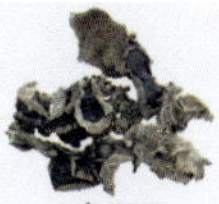

木耳 › 降血脂，减脂

食用小窍门

洋葱切对半后，沿洋葱的纹路平行切即为顺纹切，顺纹切会保留保留洋葱的纤维结构及形状，使辣味更容易释放出来。若想让料理带有辣味或者去腥味，则可用顺纹切。

洋葱炒鸡蛋

材料 鸡蛋2个，洋葱300克。

调料 盐适量。

做法

1. 鸡蛋打散，备用；洋葱洗净，切片。
2. 锅内倒油烧热，加鸡蛋液炒熟，倒入洋葱片翻炒，加盐调味即可。

营养小贴士

洋葱富含槲皮素，具有抗氧化、抗衰老、免疫调节等作用。

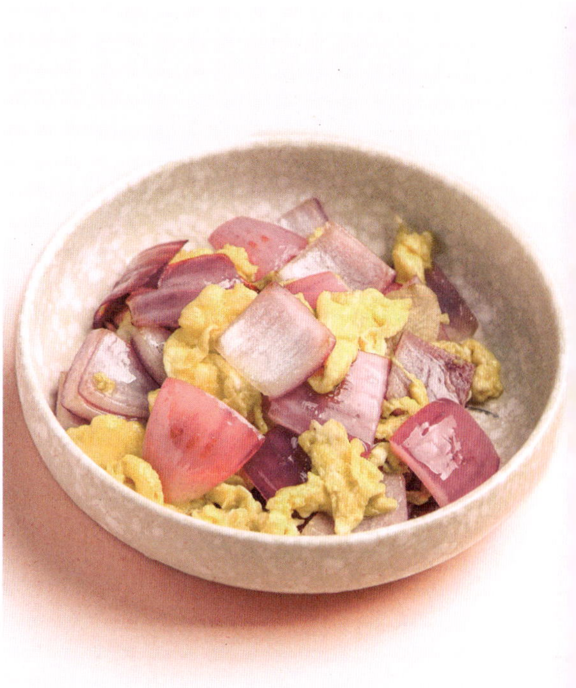

洋葱炒木耳

材料 水发木耳150克，洋葱300克。

调料 盐、生抽各适量。

做法

1. 洋葱洗净，切片；水发木耳洗净，撕成小朵。
2. 锅中放油烧热，放入洋葱块和木耳翻炒，炒出香味，加盐、生抽调味，翻炒片刻即可。

营养小贴士

洋葱含有前列腺素，可扩张血管，减少外周血管阻力，促进钠的排泄，使血压下降。除此之外，洋葱特有的含硫化合物还具有抗菌消炎、降血脂、降血糖的功效。

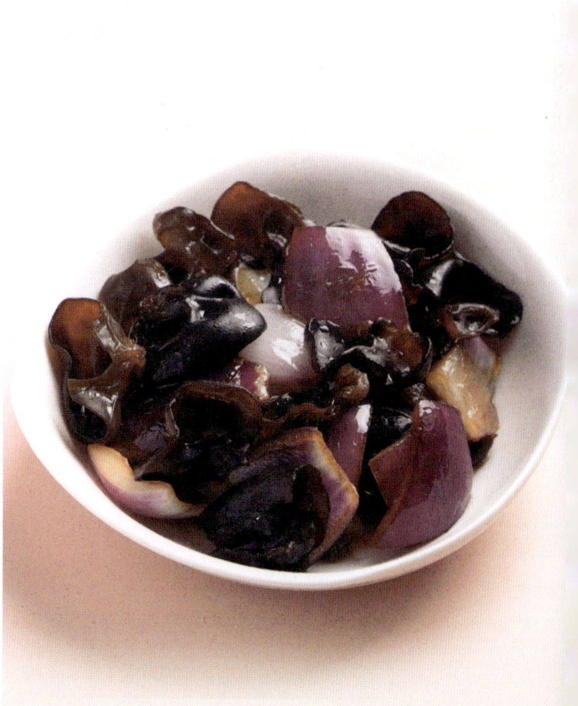

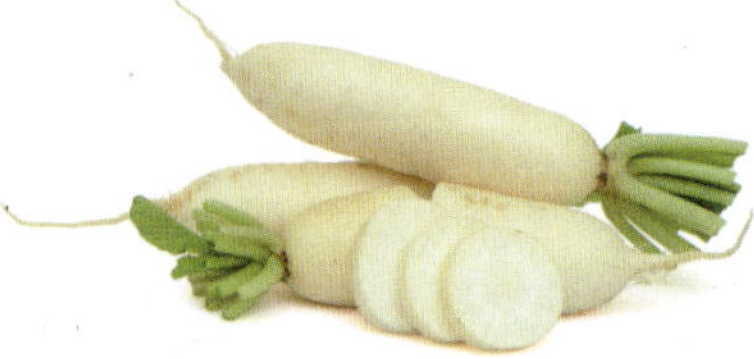

白萝卜 | 利尿消肿，辅助降尿酸

降尿酸关键词	钾

性味归经

性凉，味辛、甘，归肺、胃经

主要营养成分

热量	16 千卡
钾	167 毫克
水分	94.6 克
钙	47 毫克
维生素 C	19 毫克
磷	16 毫克

每 100 克可食部分

推荐食用量

每日宜吃 100 克

中医经典摘要

《神农本草经注》载白萝卜："大下气、消谷，去痰癖，肥健人。"

降尿酸原理

白萝卜富含钾、水分，有利尿作用，可促进尿酸的排泄。此外，白萝卜属于低嘌呤食物，是痛风患者的理想食材选择。

这样吃降尿酸

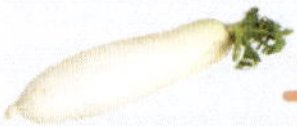
白萝卜 + 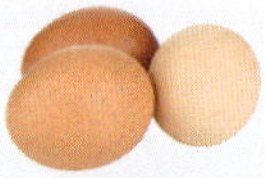
鸡蛋 > 开胃促食，清热利尿

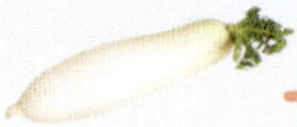
白萝卜 + 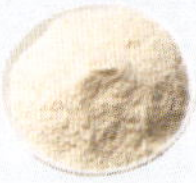
大米粉 > 促消化

食用小窍门

白萝卜做汤时宜搭配木耳、瘦肉等，不但味道好，也更有助于控尿酸。白萝卜做馅包包子、馅饼也非常好吃。

萝卜丝鸡蛋汤

材料 白萝卜 100 克，鸡蛋 1 个，枸杞子适量。

调料 盐 1 克，葱花适量。

做法

❶ 白萝卜洗净，切丝。

❷ 平底锅放油烧热，磕入鸡蛋煎至两面金黄，即为太阳蛋。

❸ 锅内倒油烧热，放入白萝卜丝炒至变色，放入太阳蛋，加枸杞子、适量清水，中火煮 10 分钟，加盐调味，撒上葱花即可。

营养小贴士

萝卜丝需先炒熟，再加水煮，这样煮出的汤汁更加鲜美营养。

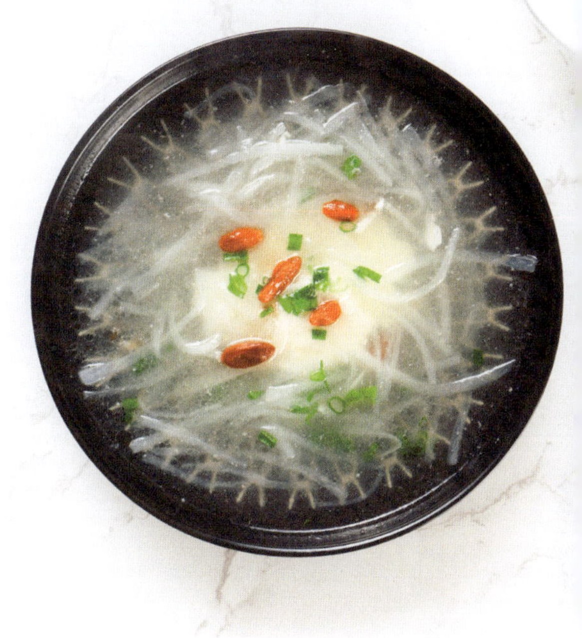

萝卜蒸糕

材料 大米粉 160 克，胡萝卜 80 克，白萝卜 300 克。

调料 盐少许。

做法

❶ 白萝卜、胡萝卜洗净，切丝，加盐腌 5 分钟，挤干水分；大米粉加水调成米糊。

❷ 锅内倒油烧热，倒入胡萝卜丝、白萝卜丝翻炒，倒入大米糊搅拌均匀。

❸ 取蒸碗，倒入萝卜米糊，蒸 30 分钟，取出凉凉，切块即可。

营养小贴士

白萝卜丝倒进锅里炒几下后，可盖上锅盖焖 1 分钟，利用水蒸气将白萝卜煮软。

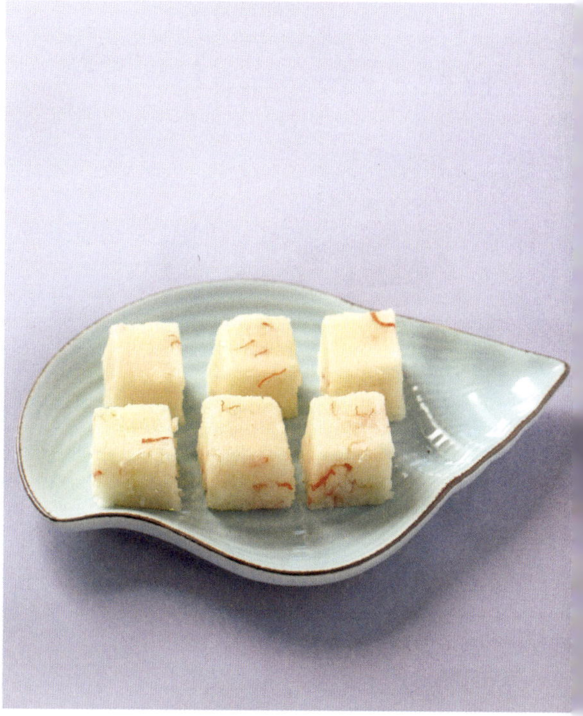

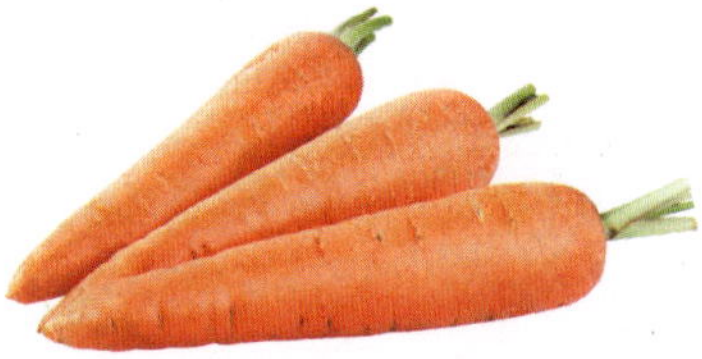

胡萝卜 | 保护血管

降尿酸关键词	维生素 C

性味归经

性平，味甘、辛，归肺、脾经

主要营养成分

热量	46 千卡
膳食纤维	1.3 克
水分	87.4 克
钾	193 毫克
维生素 C	16 毫克
胡萝卜素	4010 微克

每 100 克可食部分

推荐食用量

每日宜吃 100 克

中医经典摘要

《神农本草经注》载胡萝卜："利胸膈肠胃，安五脏，令人健食，有益无损。"

降尿酸原理

中医认为，胡萝卜可以健脾消食、行气化滞、润燥明目。而且，胡萝卜富含维生素 C、维生素 K、黄酮类化合物以及膳食纤维等营养成分，属于低嘌呤食物。

这样吃降尿酸

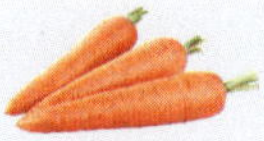
胡萝卜
+
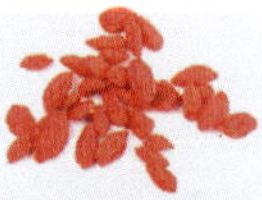
枸杞子
> 明目，通便

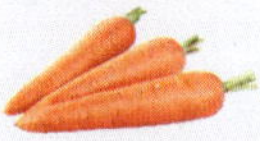
胡萝卜
+
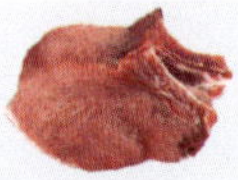
猪瘦肉
> 补虚健脾

食用小窍门

胡萝卜中的胡萝卜素为脂溶性化合物，它只有溶解在油脂中时，才能被人体吸收。所以，如果想增加胡萝卜素的摄入，建议将胡萝卜切丝，用油烹炒。

胡萝卜枸杞子汁

材料 胡萝卜200克，枸杞子10克。

做法

❶ 胡萝卜洗净，去皮切条；枸杞子洗净，泡5分钟。

❷ 将胡萝卜条、枸杞子和适量水一起放入榨汁机中榨汁即可。

营养小贴士

如果想让果汁喝起来口感细腻，可以榨完汁后过滤一下渣滓（渣滓可做面包馅）。

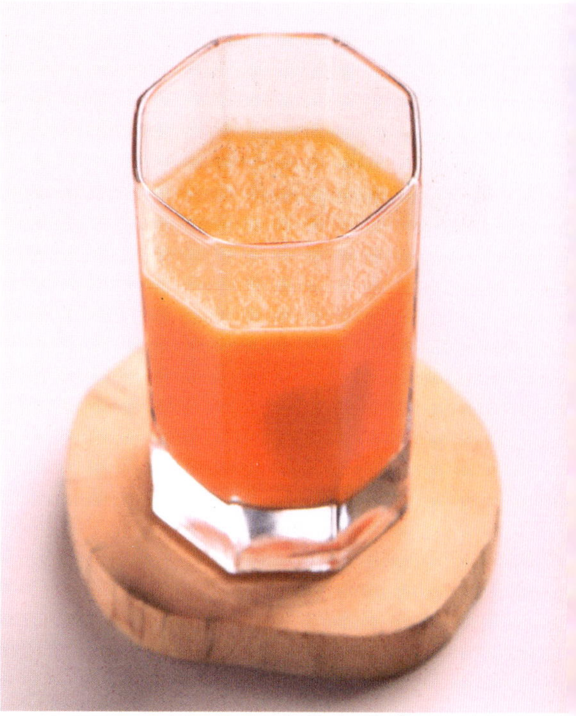

胡萝卜炒肉丝

材料 胡萝卜300克，猪瘦肉60克。

调料 葱末、姜末、盐各适量。

做法

❶ 猪瘦肉洗净，切丝；胡萝卜洗净，去皮，切丝。

❷ 锅中油烧热，爆香葱末、姜末，倒入肉丝、胡萝卜丝炒熟，加盐，翻炒均匀即可。

营养小贴士

胡萝卜丝可用盐水略泡，炒时不容易断，也更容易熟，口感会更脆爽适口。

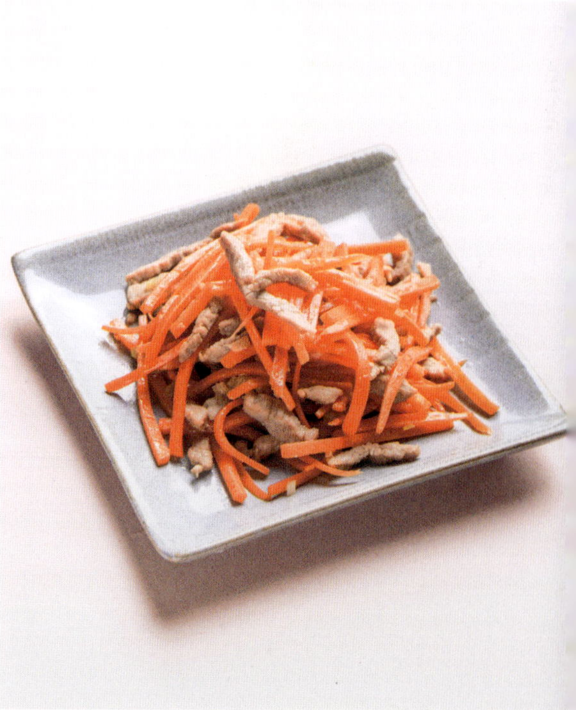

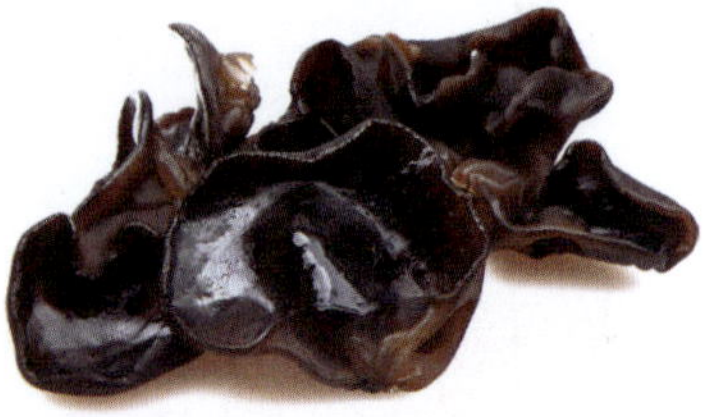

木耳 | 防凝血，缓解痛风症状

降尿酸关键词	木耳多糖

性味归经

性平，味甘，归胃、大肠经

主要营养成分

热量	27 千卡
膳食纤维	2.6 克
水分	91.8 克
钾	52 毫克
维生素 C	1 毫克
钙	34 毫克

每 100 克可食部分（水发）

推荐食用量

每日宜吃 30～50 克（水发）

中医经典摘要

《药性切用》载木耳："润燥利肠。"

降尿酸原理

木耳富含膳食纤维和多种维生素、矿物质等营养物质，有助于促进身体新陈代谢和血液循环，从而有助于降低尿酸水平。同时，木耳还含有木耳多糖等活性成分，有助于降低血液黏稠度，促进身体的正常代谢，包括尿酸的排泄。

这样吃降尿酸

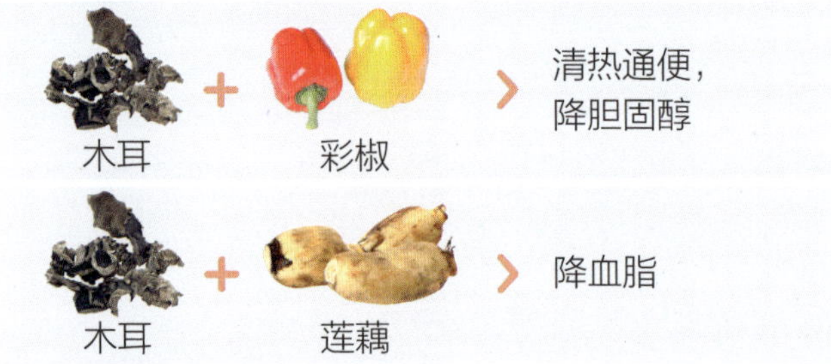

食用小窍门

干木耳可以用米汤泡发，不仅能使木耳肥大松软，还能使味道鲜美。木耳泡发后仍然紧缩在一起的部分不宜食用。

双椒炒木耳

材料 柿子椒 100 克，红彩椒、水发木耳各 50 克。

调料 蒜末 5 克，盐适量。

做法

1. 柿子椒、红彩椒分别洗净，去蒂及子，切片；水发木耳洗净，去蒂，撕小朵。
2. 锅内倒油烧热，炒香蒜末，放入木耳翻炒，再加入柿子椒片、红彩椒片炒熟，加盐调味即可。

营养小贴士

最好用温水泡发木耳，泡发量更大，口感也好。

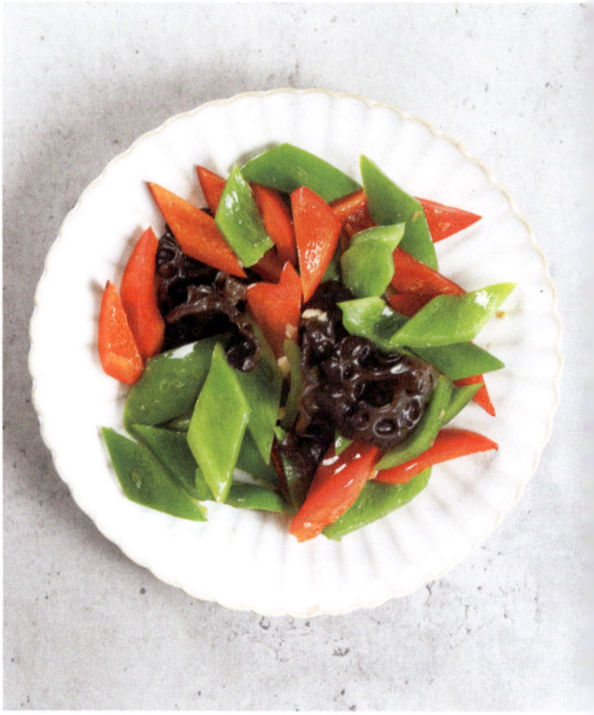

凉拌木耳藕片

材料 水发木耳 100 克，莲藕 50 克，熟花生米 20 克。

调料 蒜末、香菜末各 5 克，生抽、醋、盐、香油各适量。

做法

1. 水发木耳洗净，撕小朵，焯水捞出备用；莲藕洗净，去皮，切片，焯水，用凉水浸泡 10 分钟，控干。
2. 将木耳、莲藕片、熟花生米放入盘中，加蒜末、生抽、醋、盐拌匀，撒上香菜末，淋上香油即可。

营养小贴士

莲藕切片后在水中浸泡一会儿，可以有效防止其氧化变黑。

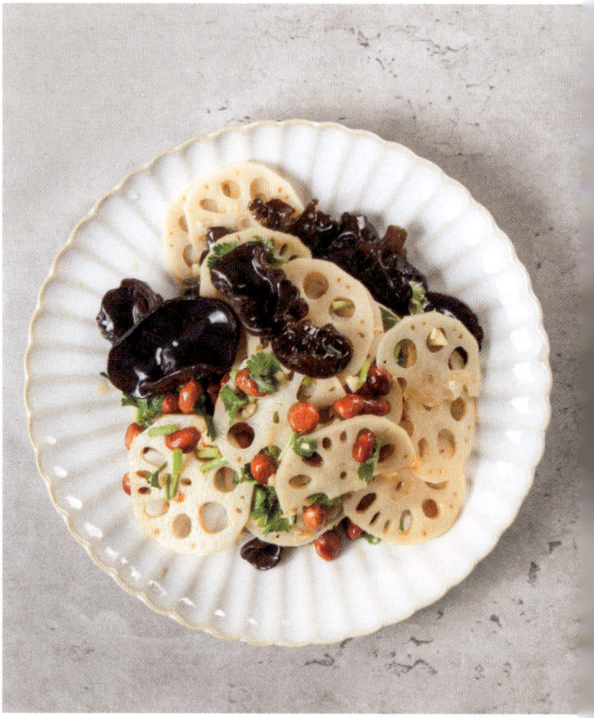

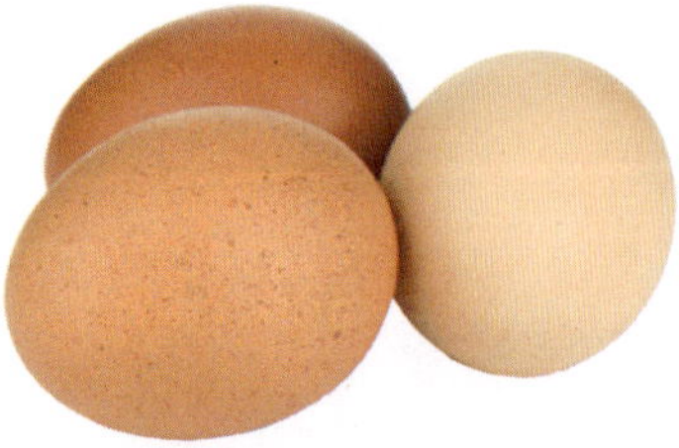

鸡蛋 | 提供优质蛋白

降尿酸关键词　蛋白质、硒

性味归经

性平，味甘，归肺、脾、胃经

主要营养成分

热量	139 千卡
钾	154 毫克
蛋白质	13.1 克
硒	13.96 微克
维生素 A	255 微克
钙	56 毫克

每 100 克可食部分

推荐食用量

每日宜吃 1 个

中医经典摘要

《本草汇言》载鸡蛋：“益气养血，清火清毒。”

降尿酸原理

鸡蛋营养丰富，是优质蛋白的极佳来源，还含有多种维生素和矿物质。鸡蛋含嘌呤较低，是痛风患者的优选食材。

这样吃降尿酸

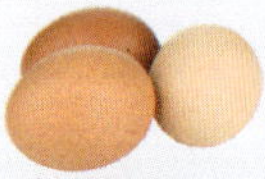
鸡蛋
+
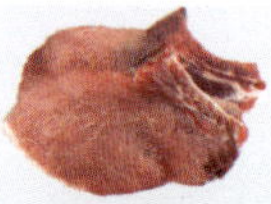
猪瘦肉
> 补充优质蛋白

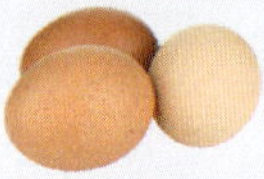
鸡蛋
+
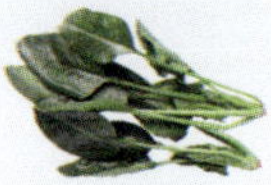
菠菜
> 减脂，防便秘

食用小窍门

鸡蛋搭配燕麦、荞麦、鹰嘴豆、绿豆等全谷物及杂豆类食物，其中的膳食纤维、低聚糖有助于促进胆固醇代谢。

肉末蒸蛋

材料 猪瘦肉100克，鸡蛋2个。

调料 葱末、姜末、生抽、盐各适量。

做法

1. 猪瘦肉洗净，剁成末，放入碗中，放入除盐外的所有调料，腌一会儿。
2. 鸡蛋打入另一个碗中，加入少量盐和适量清水，将鸡蛋打散。
3. 将腌好的肉末加到鸡蛋液中，搅拌均匀，然后放到蒸锅中隔水蒸15分钟即可。

营养小贴士

蒸蛋嫩滑的关键在于水与蛋的比例，水和蛋的比例大概为1.5：1。

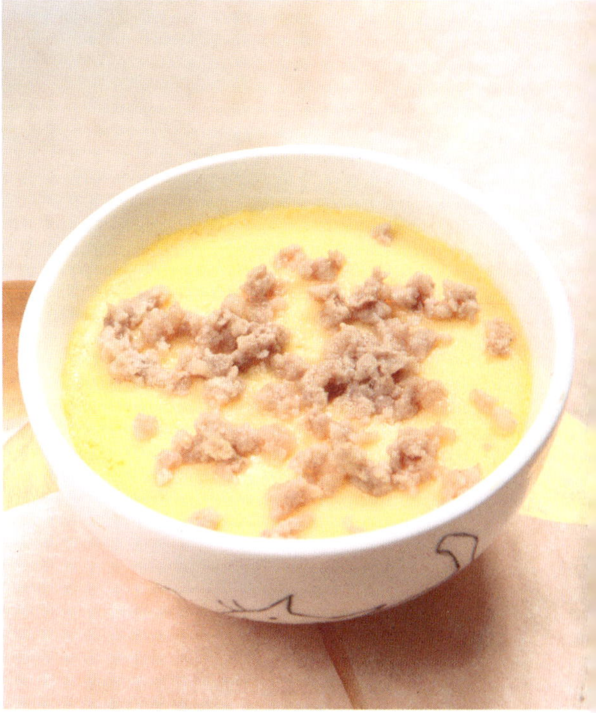

鸡蛋炒菠菜

材料 菠菜300克，鸡蛋2个。

调料 盐、蒜末各适量。

做法

1. 菠菜择洗干净，用沸水略焯烫，捞出，沥干，切段；鸡蛋打散，加盐搅匀。
2. 锅内倒入适量油，待油七成热时倒入打好的鸡蛋液，炒好盛出。
3. 锅内加入蒜末爆香，倒入菠菜段略翻炒，加入炒好的鸡蛋，加盐调味即可。

营养小贴士

菠菜中的草酸容易与钙结合形成不溶性的草酸钙，妨碍人体对钙的吸收。菠菜经焯水后可以减少草酸的含量。

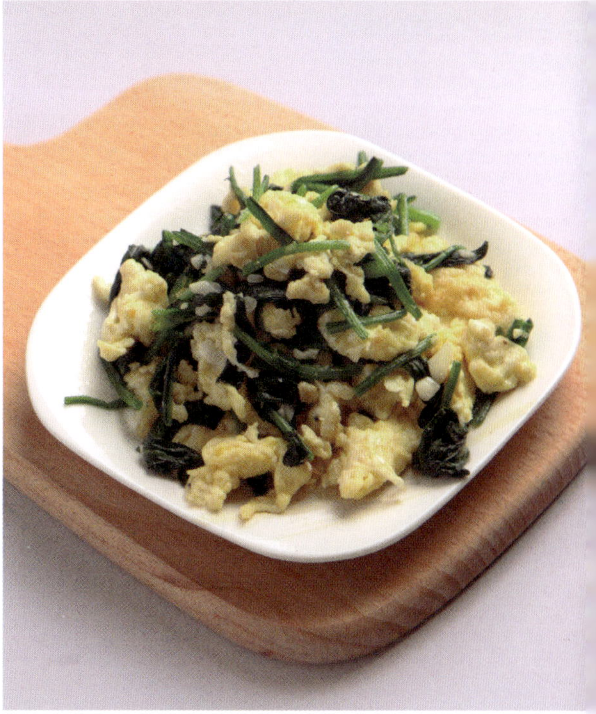

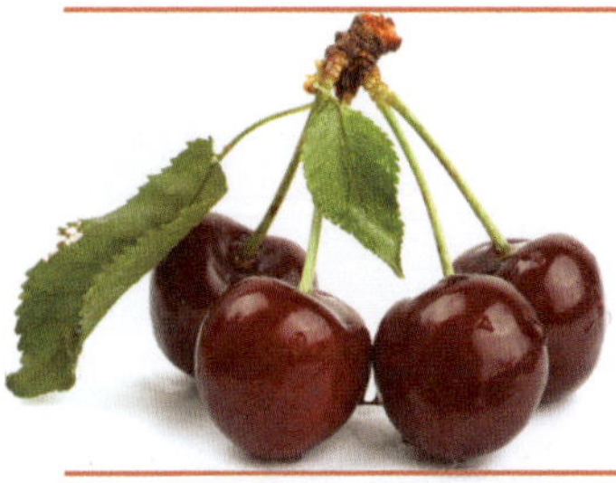

樱桃

促进血液循环，缓解痛风症状

降尿酸关键词	钾、花青素

性味归经

性温，味甘，归脾、肝经

主要营养成分

热量	46 千卡
钾	232 毫克
水分	88.0 克
硒	0.21 微克
维生素 C	10 毫克
铁	11.4 毫克

每 100 克可食部分

推荐食用量

每日宜吃 50～100 克

中医经典摘要

《神农本草经注》载樱桃："主止泄肠，除热，调中，益脾气，令人好色美志。"

降尿酸原理

樱桃富含的花青素有抗氧化作用，可能与减少痛风发作的风险相关。此外，樱桃含钾丰富，是有利尿排钠的作用，这有助于促进尿酸的排泄，从而缓解痛风性关节炎引起的不适。

这样吃降尿酸

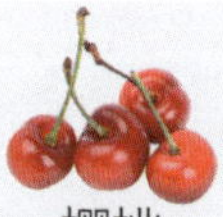
樱桃 + 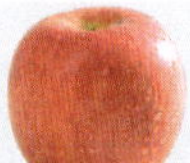
苹果 > 促进尿酸排出

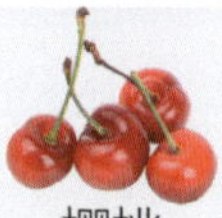
樱桃 + 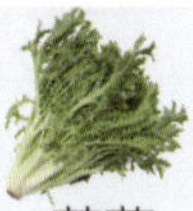
苦菊 > 缓解疼痛

食用小窍门

一般来说，樱桃的颜色越深，其花青素含量越多，抗氧化作用越强。所以，在选择樱桃时，可以尽量选择颜色深的樱桃。

樱桃苹果汁

材料 樱桃 200 克，苹果 100 克。

做法

1. 樱桃洗净，去核；苹果洗净，去核，切块。
2. 将处理好的樱桃和苹果块放入榨汁机中，加适量水榨成汁即可。

营养小贴士

苹果尽量切小块，减少搅打的时间，可减少氧化。

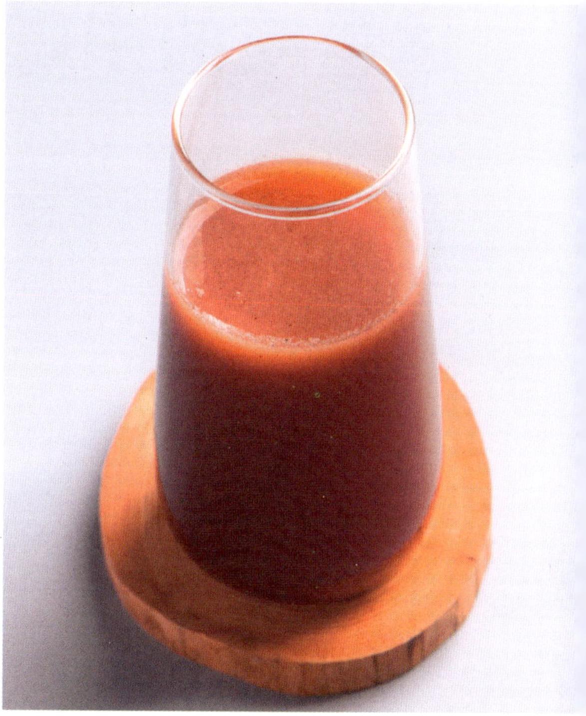

樱桃蔬菜沙拉

材料 樱桃 200 克，苦菊、红彩椒、黄彩椒各 100 克，酸奶适量。

做法

1. 樱桃洗净，去核；苦菊洗净，切段；红彩椒、黄彩椒洗净，去蒂及子，切块。
2. 准备好的食材放入盘中，淋上酸奶即可。

营养小贴士

如果喜欢吃咸口的，可以将酸奶换成醋和香油，也很美味。

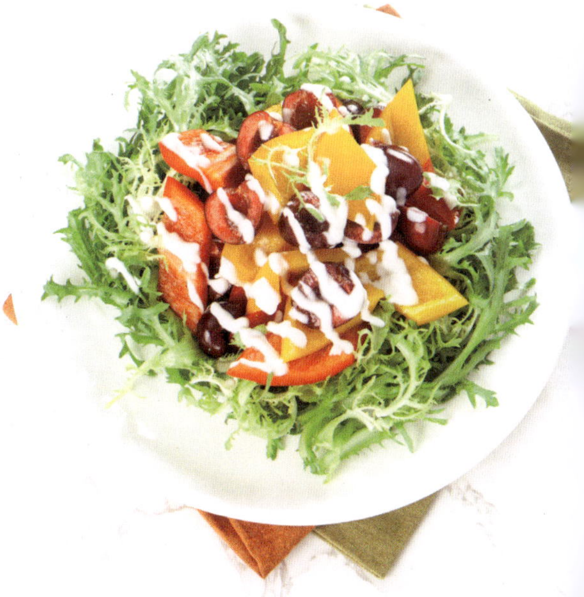

适量吃的中嘌呤食物

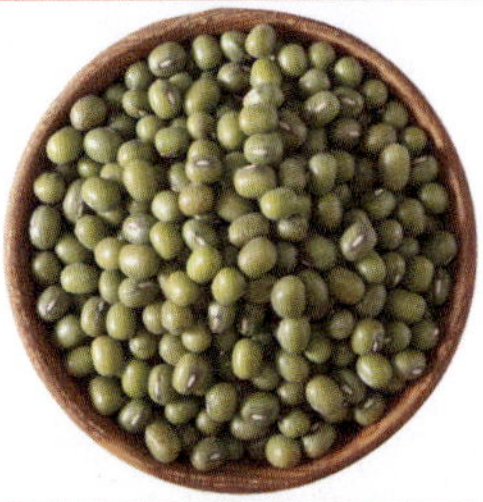

绿豆 | 清热解毒，利尿排酸

降尿酸关键词	膳食纤维、钾

性味归经

性寒、味甘，归心、胃经

主要营养成分

热量	329 千卡
铁	6.5 毫克
膳食纤维	6.4 克
硒	4.28 微克
钾	787 毫克
钙	81 毫克

每 100 克可食部分

推荐食用量

每日宜吃 50 克

中医经典摘要

《神农本草经注》载绿豆："可解毒清热，消肿下气。"

降尿酸原理

绿豆具有清热解毒、消暑利水的功效。对于尿酸高的患者，绿豆的清热解毒作用有助于清除体内的湿热之邪。尿酸高往往与不良的饮食习惯相关，如过食肥甘厚味、辛辣食物，这些食物容易在体内生湿热。而绿豆汤可以帮助清除体内的热邪，缓解湿热引起的相关症状。此外，绿豆的消暑利水功效可以促进尿液的排泄，这在一定程度上有助于降低血尿酸水平。

这样吃降尿酸

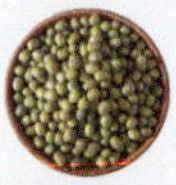 + 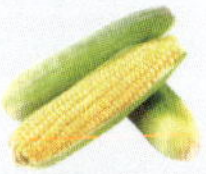 > 降脂减肥

绿豆 玉米

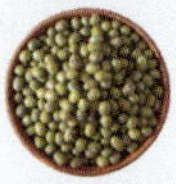 + 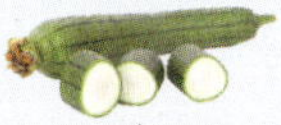 > 促进尿酸排出

绿豆 丝瓜

食用小窍门

不要用铁锅煮绿豆，铁锅会使绿豆汤变成黑色，这是因为绿豆中含有鞣酸，鞣酸能和铁发生化学反应，生成黑色的鞣酸铁。不但影响食欲、味道，还会对人体有害。

玉米绿豆粥

材料 玉米粒 100 克，绿豆 50 克，糯米 30 克。

做法

❶ 绿豆、玉米粒、糯米洗净，绿豆、糯米用水浸泡 4 小时。

❷ 锅内放适量清水烧开，加玉米粒、绿豆和糯米，大火煮开后转小火，熬煮 40 分钟即可。

营养小贴士

提前浸泡绿豆能够使绿豆更易煮烂，同时不会使绿豆汤色泽发浑。绿豆富含膳食纤维，可帮助痛风患者排尿酸、降脂减肥。

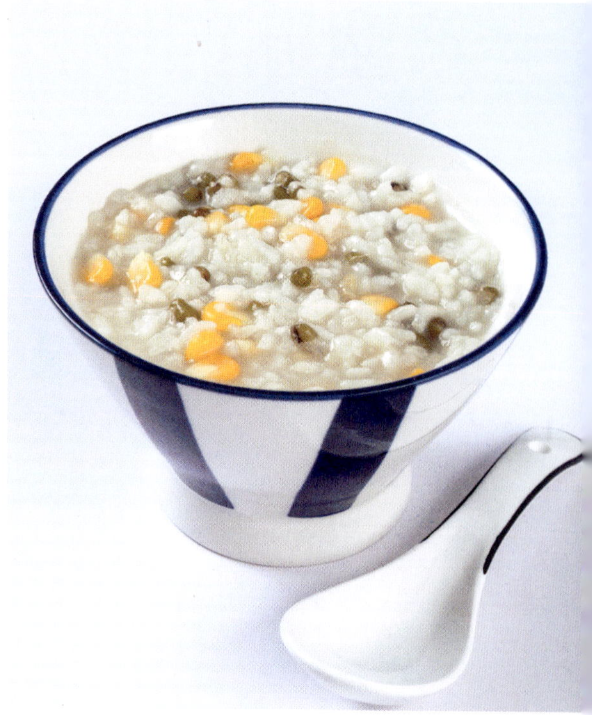

丝瓜绿豆芽魔芋汤

材料 丝瓜 300 克，魔芋豆腐、绿豆芽各 100 克。

调料 盐适量。

做法

❶ 丝瓜洗净，去皮，切块；绿豆芽洗净；魔芋豆腐用水泡洗，切片。

❷ 锅内放油烧热，煸炒一下丝瓜块，倒入清水烧开，放入魔芋片，煮 10 分钟左右，放入绿豆芽稍煮一下，出锅前加盐调味即可。

营养小贴士

丝瓜需要先炒软，再加水，这样煮出来的汤比直接煮好喝很多。

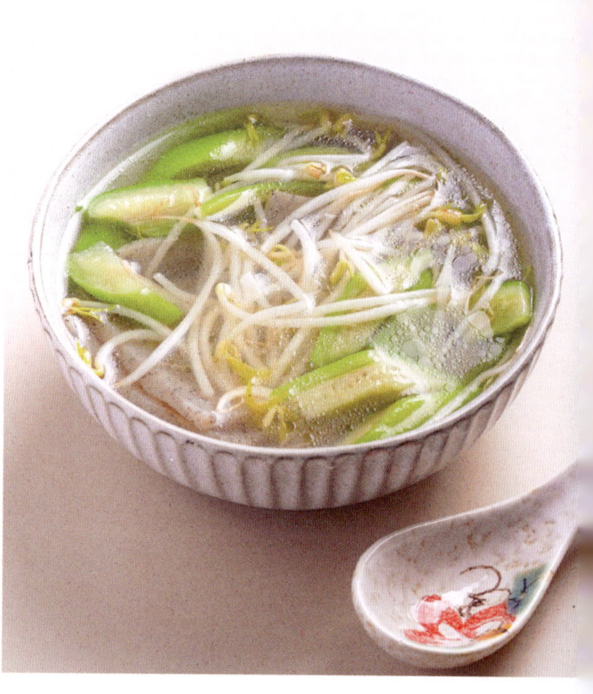

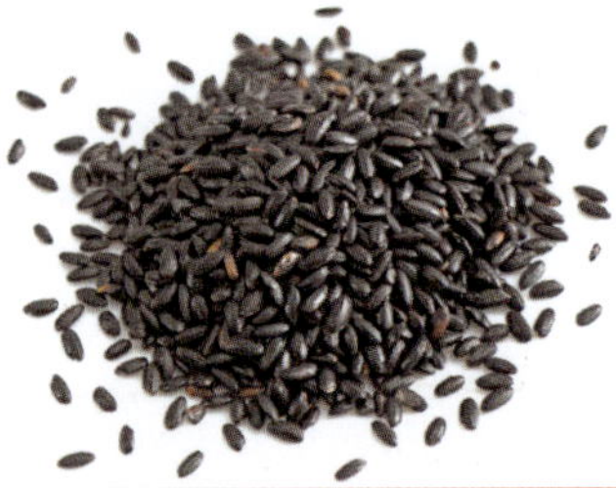

黑米 | 补气血，改善新陈代谢

降尿酸关键词	铁、花青素

性味归经

性温，味甘，归肝、肾、脾、胃经

主要营养成分

热量	341 千卡
钾	256 毫克
糖类	72.2 克
磷	356 毫克
膳食纤维	3.9 克
镁	147 毫克

每 100 克可食部分

推荐食用量

每日宜吃 50 克

中医经典摘要

《神农本草经注》载黑米："可止咳降逆，清除烦热。"

降尿酸原理

黑米所含的铁能提高人体血红蛋白的含量，促进血液循环并改善新陈代谢，有助于缓解痛风引起的关节炎等不适症状。

此外，黑米富含花青素，除了抗氧化作用外，还对心血管系统具有积极影响，有助于降低心血管疾病的风险。

这样吃降尿酸

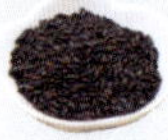
黑米 + 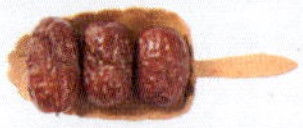
红枣 > 补肾健脾

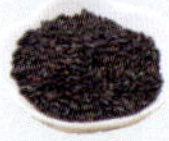
黑米 + 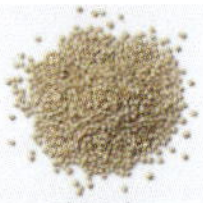
藜麦 > 降胆固醇，补血

食用小窍门

为了避免黑米中所含的色素在浸泡中溶于水，泡之前可用冷水淘洗，不要揉搓；泡米水要与米同煮，以保留其中的营养成分。

红枣黑米粥

材料 黑米80克，红枣5枚，枸杞子5克。

做法

1. 黑米淘洗干净，浸泡3小时；红枣、枸杞子洗净备用。
2. 锅置火上，倒入适量清水，大火煮沸后放入黑米，待煮沸后加入红枣，转小火煮至黑米熟，加入枸杞子继续煮5分钟即可。

营养小贴士

红枣黑米粥具有健脾开胃、补中益气、活血化瘀、养肝明目的功效。

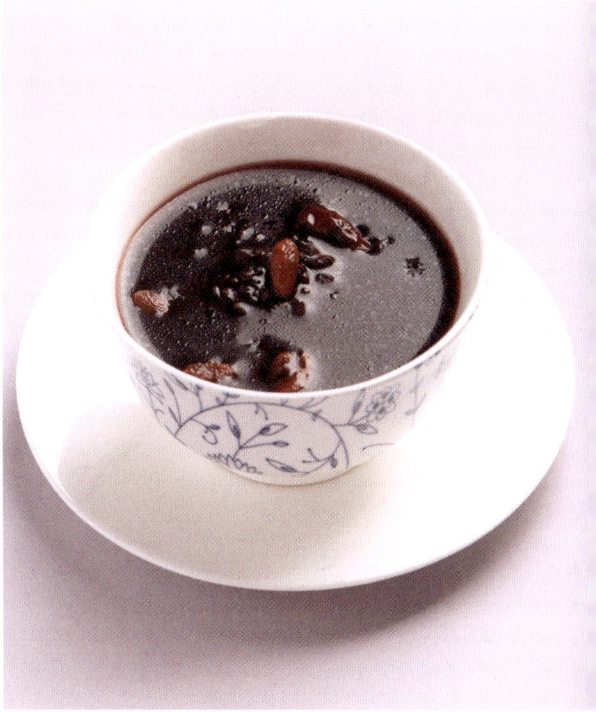

黑米藜麦饭

材料 黑米、藜麦各40克，大米150克。

做法

1. 黑米、藜麦、大米分别洗净，黑米、藜麦浸泡3小时。
2. 将黑米、藜麦、大米放入电饭锅内，加入适量水，按下“煮饭”键，煮熟即可。

营养小贴士

水的用量跟平时蒸米饭保持同样的比例即可。喜欢软一些的，可以酌情多加一些水。

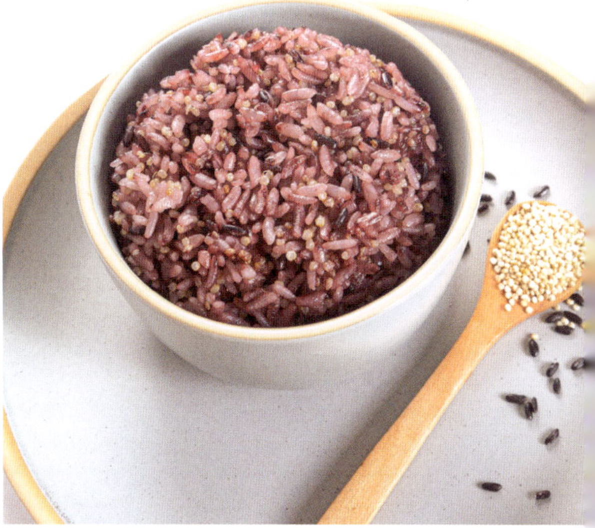

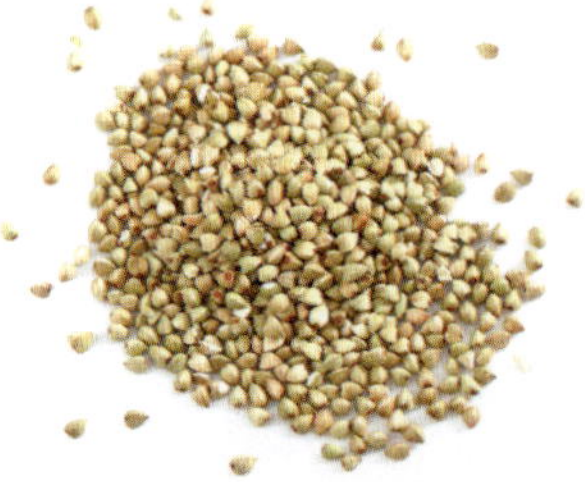

荞麦 | 有助于降血脂，降尿酸

降尿酸关键词	膳食纤维

性味归经

性凉，味甘，归脾、胃、大肠经

主要营养成分

热量	337 千卡
磷	297 毫克
糖类	73.0 克
镁	258 毫克
钾	401 毫克
硒	2.45 微克

每 100 克可食部分

推荐食用量

每日宜吃 50 克

中医经典摘要

《神农本草经注》载荞麦："实肠胃，益气力。"

降尿酸原理

荞麦富含多种营养成分，包括蛋白质、膳食纤维、淀粉，以及矿物质如钙、磷、钾、铁、铬、镁和 B 族维生素等。其富含的膳食纤维和其他营养成分有助于促进肠道健康，改善代谢状况，从而调节体内的尿酸水平。

这样吃降尿酸

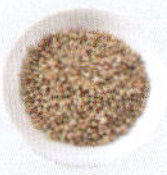
荞麦 + 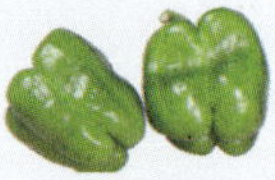
柿子椒 > 利尿，消食

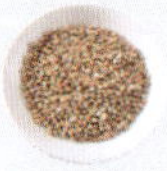
荞麦 + 
大米 > 清热消肿

食用小窍门

荞麦含有大量的膳食纤维，有助于促进肠道健康，但过量食用可能导致部分人群出现消化不良的症状，因此建议适量食用。此外，荞麦在食用前可以用清水浸泡 2 ~ 4 小时，以软化质地并便于烹饪。

荞麦煎饼

材料 荞麦粉 100 克，面粉 50 克，鸡蛋 1 个，柿子椒 50 克，豆腐丝 30 克。

调料 葱末、姜末、蒜末各 5 克，盐 2 克。

做法

1. 荞麦粉和面粉一同倒入大碗中，打入鸡蛋，加适量清水，搅拌成稀面糊；柿子椒洗净，去蒂及子，切丝；豆腐丝洗净，切长段。
2. 平底锅热油，淋入适量面糊摊成薄饼，煎至两面熟透，盛出。
3. 另起锅，锅热放油，炒香葱末、姜末、蒜末，放入柿子椒丝、豆腐丝翻炒至断生，加盐调味，盛出，卷入煎饼中即可。

营养小贴士

荞麦可开胃宽肠、消积，柿子椒具有温中散寒、开胃消食的功效。

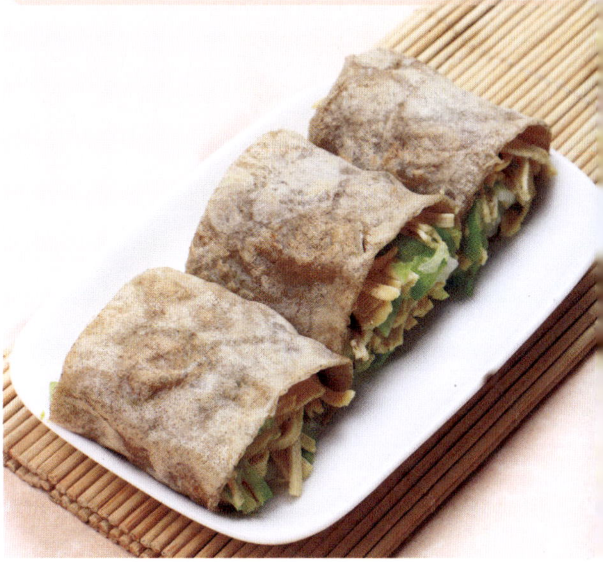

荞麦大米粥

材料 荞麦 150 克，大米 75 克。

做法

1. 荞麦淘洗干净，浸泡 3 小时；大米淘洗干净，浸泡 30 分钟。
2. 锅置火上，加适量清水，放入荞麦、大米，大火煮沸，转小火熬至粥稠即可。

营养小贴士

清洗大米时，建议不要淘洗超过3遍，淘洗时可用筷子、勺子轻轻搅拌，不要用手大力搓洗。清洗过度会导致米中的水溶性维生素流失，营养价值降低。

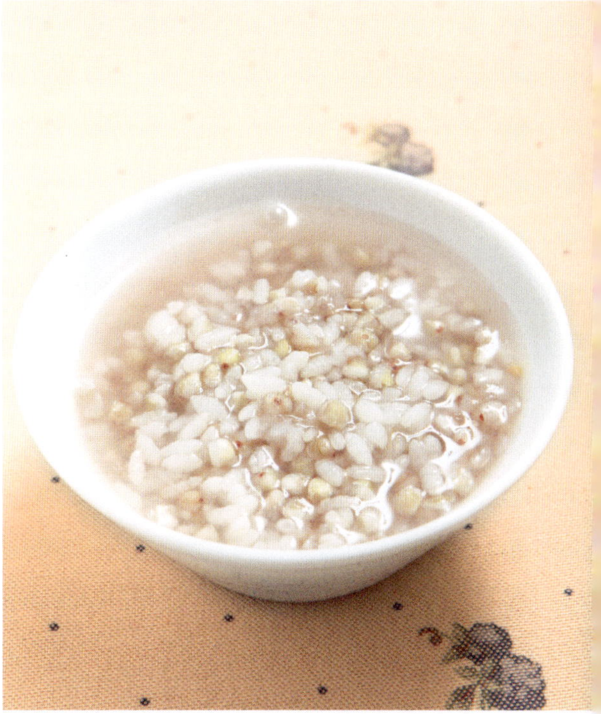

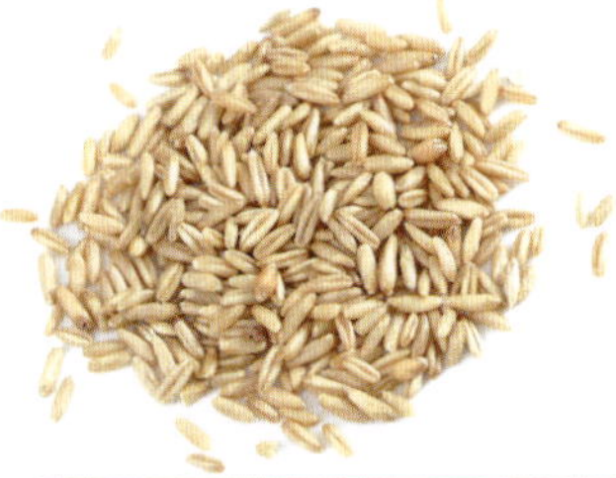

燕麦

控制体重，缓解便秘

降尿酸关键词	膳食纤维

性味归经

性温，味甘，归肝、脾、胃经

主要营养成分

热量	338 千卡
钾	356 毫克
糖类	77.4 克
磷	342 毫克
膳食纤维	6.0 克
镁	116 毫克

每 100 克可食部分

推荐食用量

每日宜吃 50 克

中医经典摘要

《本草纲目》载燕麦：“充饥滑肠。”

降尿酸原理

燕麦富含膳食纤维，可以增加饱腹感，适合高尿酸血症合并肥胖患者，而且膳食纤维还可以增加肠道蠕动，改善便秘问题。

这样吃降尿酸

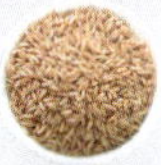
燕麦
+
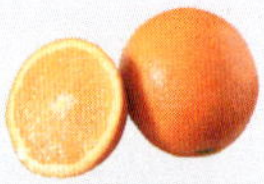
橙子
> 降低胆固醇

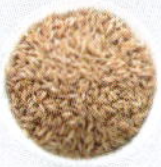
燕麦
+
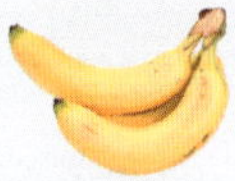
香蕉
> 促排便，减肥

食用小窍门

食用燕麦片的一个关键就是要避免长时间高温煮制，否则会导致维生素的大量破坏。煮制时间越长，燕麦片中的营养成分损失就越严重。

橙子燕麦粥

材料 燕麦片 100 克，橙子 1 个，核桃碎适量。

做法

1. 橙子洗净，去皮除子，榨汁。在锅中加入橙汁、水和燕麦片，用中火煮开。
2. 煮开后调成小火，再煮 5 分钟，煮的时候需要不时搅拌，以免粘锅。
3. 关火后盛入碗中，撒上核桃碎即可。

营养小贴士

橙子富含维生素 C 和果胶等物质，可帮助排出体内毒素，降低胆固醇，促进血液循环。

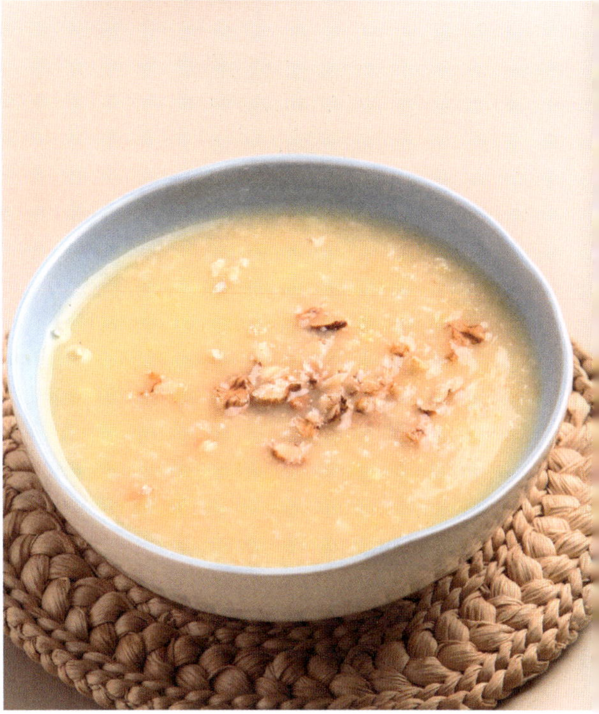

香蕉燕麦卷饼

材料 香蕉 100 克，面粉 50 克，原味燕麦片 40 克，杏仁粉 5 克，去核红枣 3 枚，酵母粉适量。

做法

1. 香蕉去皮，切碎；红枣洗净，放入料理机中，加适量水打成泥。
2. 将燕麦片、杏仁粉、面粉、香蕉碎、酵母粉和适量水搅匀成面糊，醒发至 2 倍大。
3. 将面糊分成若干小份，在平底锅中倒入面糊，摊开，小火煎至两面熟透即为饼皮。
4. 将红枣泥均匀涂在饼皮上，卷起即可。

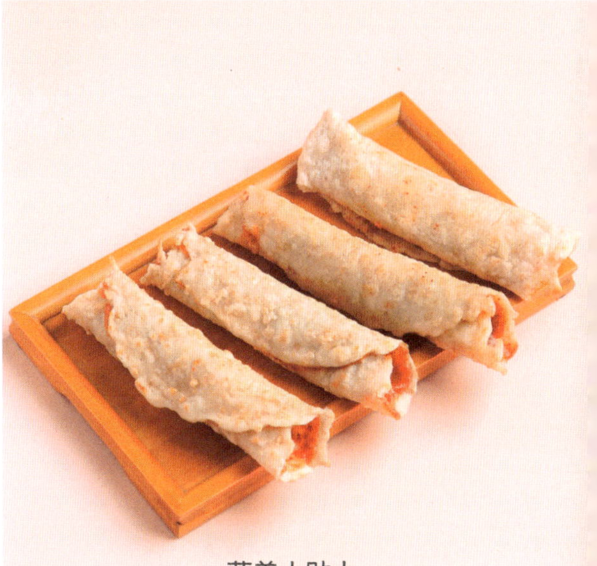

营养小贴士

室温发酵时间过长会导致面糊发酵过度，酸味大，所以应注意发酵时间不宜过长。

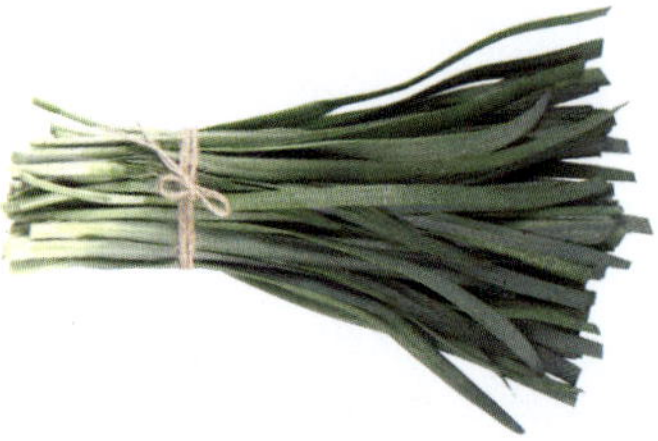

韭菜 | 适合痛风合并血脂异常患者食用

降尿酸关键词	钾

性味归经

性温、味辛、甘，归胃、肝、肾经

主要营养成分

热量	25 千卡
钾	241 毫克
水分	92.0 克
铁	0.7 毫克
维生素 C	2 毫克
钙	44 毫克

每 100 克可食部分

推荐食用量

每日宜吃 50～100 克

中医经典摘要

《神农本草经注》载韭菜："归心，安五脏，除胃中热，利病人，可久食。"

降尿酸原理

韭菜属于温热性食物，具有温中、助阳、散寒等功效，适合用于缓解寒性病症。有些痛风患者属于阳虚、气血虚或痰湿体质，而韭菜的温热性质比较强，可以起到温中散寒的作用，尤其适用于这些体质的调理。

这样吃降尿酸

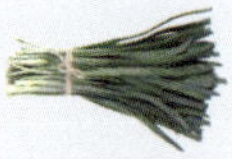
韭菜 + 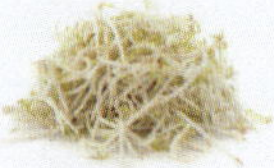
绿豆芽 ＞ 利尿通便

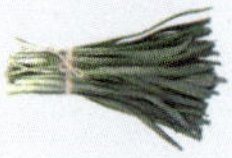
韭菜 + 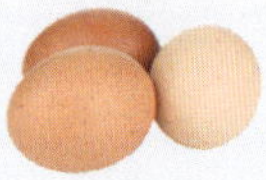
鸡蛋 ＞ 降血脂，补气血

食用小窍门

炒韭菜时最后放盐，除了可减少水溶性维生素的流出，还能降低盐分的吸收，对痛风患者有益。

韭菜拌豆芽

材料 绿豆芽200克，韭菜150克。

调料 姜末、生抽、醋、盐各适量。

做法

1. 绿豆芽洗净掐头、掐尾；韭菜择洗干净，切成段。
2. 将韭菜段、绿豆芽焯熟，捞出沥干，放入姜末、生抽、醋、盐拌匀即可。

营养小贴士

焯豆芽和韭菜时，水开后放入，烫1~2分钟立即捞出，可使这道菜保持口感上的脆爽。

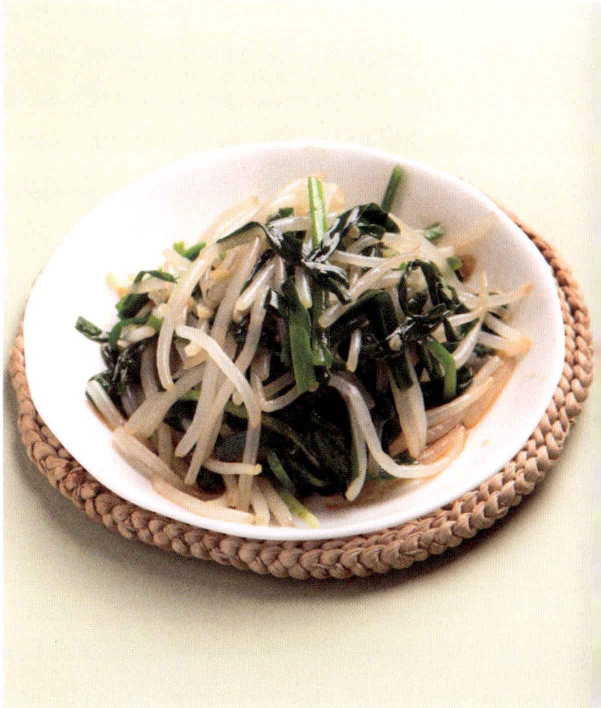

韭菜煎鸡蛋

材料 鸡蛋2个，韭菜300克。

调料 盐适量。

做法

1. 韭菜择洗干净，沥水，切成小段，放入大碗内，磕入鸡蛋，加盐搅匀。
2. 锅里倒油烧热，倒入韭菜鸡蛋液炒散即可。

营养小贴士

韭菜中的含硫化合物和挥发油有助于降血脂。炒韭菜时最后放盐，除了可减少水溶性营养成分的流失，还能降低人体对盐分的吸收。

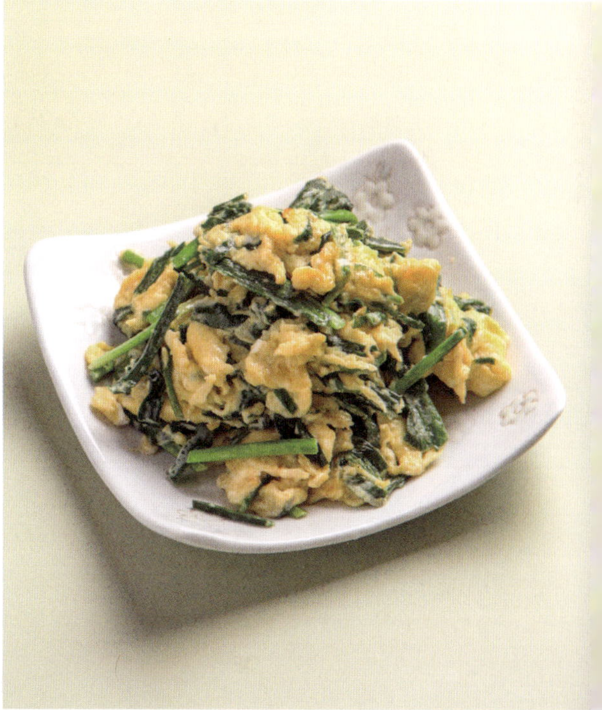

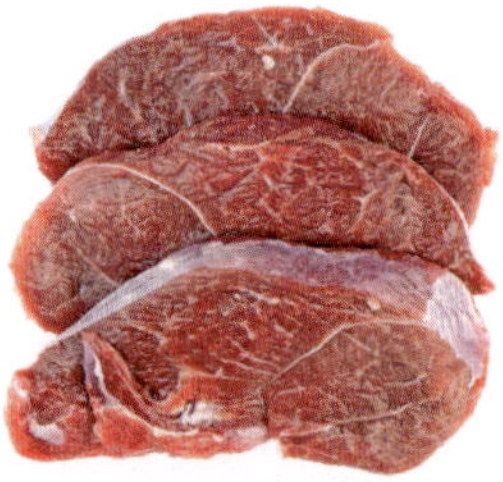

牛肉 | 利尿消肿，增强体质

降尿酸关键词	钾

性味归经

性平，味甘，归脾、胃经

主要营养成分

热量	160 千卡
钾	212 毫克
蛋白质	20.0 克
锌	4.7 毫克
磷	182 毫克
钙	5 毫克

每 100 克可食部分

推荐食用量

每日宜吃 40～75 克

中医经典摘要

《本草拾遗》载牛肉："消水肿，除湿气，补虚，令人强筋骨、壮健。"

降尿酸原理

牛肉能滋养脾胃、强筋健骨、利尿消肿，适用于水肿、小便不利、腰膝酸软等患者。牛肉的嘌呤含量属中等，痛风患者急性期不宜食用，但可以作为缓解期的营养补充。

这样吃降尿酸

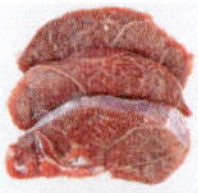
牛肉
+
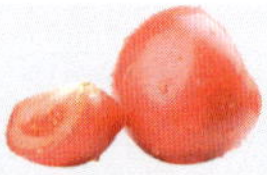
番茄
> 利尿消肿，增强体质

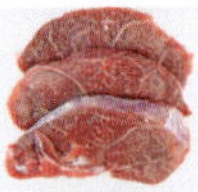
牛肉
+
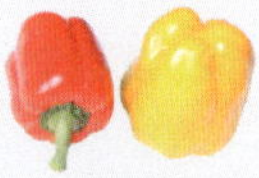
彩椒
> 调节免疫力，促进代谢

食用小窍门

牛肉不宜熏、炭烤、煎炸，以免产生苯并芘等致癌物质。此外，牛肉后腿部位脂肪含量少，胆固醇含量也低，更适合痛风合并血脂异常患者食用。

番茄牛腩

材料 牛肉200克，番茄100克。

调料 葱花、姜片、酱油、料酒、盐各适量。

做法

1. 牛肉、番茄洗净，番茄去皮，二者切块。
2. 牛肉块焯至七成熟，捞出；锅烧热放油，爆香姜片，放牛肉块、水、酱油、料酒，大火烧开，放番茄块，煮至变软后加盐调味，大火收汁，撒上葱花即可。

营养小贴士

嘌呤是水溶性的，牛肉切小块焯水，可让其接触水的面积增大，从而更有效地降低其嘌呤含量。

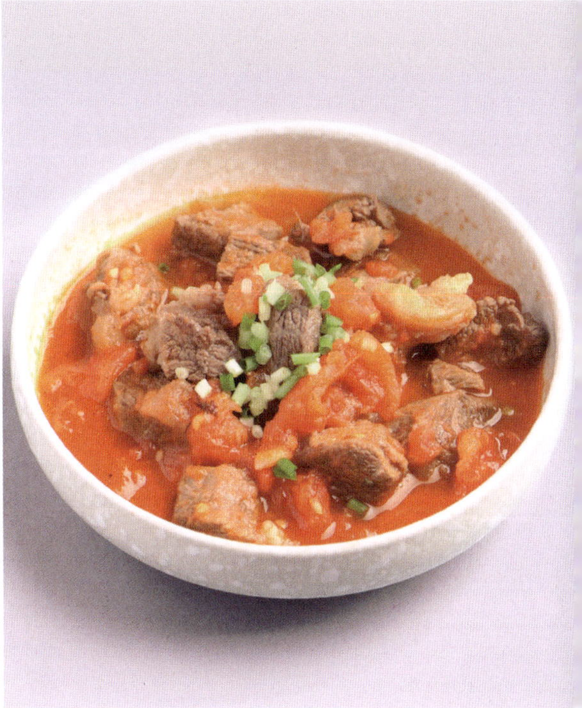

彩椒牛肉粒

材料 牛肉150克，红彩椒、黄彩椒各50克。

调料 黑胡椒粉、盐、蒜片各适量。

做法

1. 牛肉洗净，切丁，加黑胡椒粉、油腌半小时；红彩椒、黄彩椒洗净，去蒂及子，切丁。
2. 锅内倒油烧热，煸香蒜片，放入牛肉丁煎至七成熟，倒入红彩椒丁、黄彩椒丁翻炒均匀，加盐调味即可。

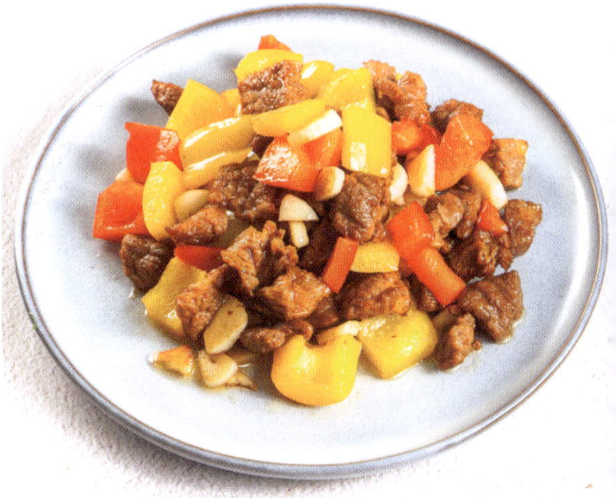

营养小贴士

牛肉在切片时可以注意肌肉纤维的方向，切断肉的纤维可以让肉片口感更嫩。

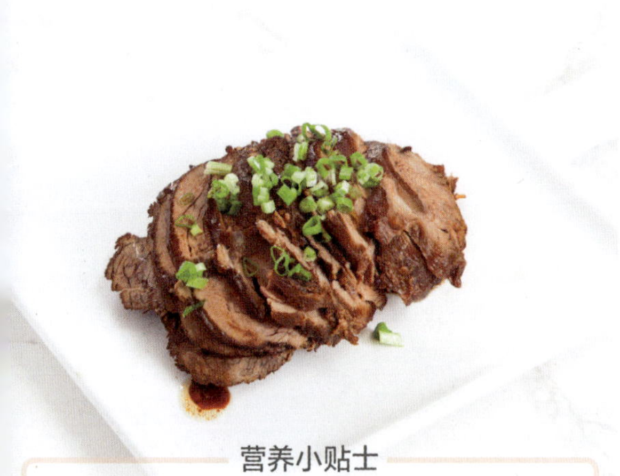

五香酱牛肉

材料 牛肉 500 克。

调料 姜片、蒜片、葱段、盐、料酒、老抽、花椒、香叶、大料、白芷、丁香、葱花各适量。

做法

❶ 牛肉洗净，扎小孔，放姜片、蒜片、葱段、盐、料酒，抓匀后腌 2 小时。

❷ 锅内倒油烧热，放老抽炒匀，加适量清水，放牛肉，倒入腌牛肉的汁，大火煮开，撇去浮沫，加入花椒、香叶、大料、白芷、丁香，中小火煮至牛肉用筷子能顺利扎透即可关火。

❸ 煮好的牛肉继续留在锅内自然凉凉，捞出切片，撒上葱花即可。

营养小贴士

①煮肉中途需要添加水时要加开水。②如果需要加盐，一定要等最后再加，不要过早放盐，炖肉过早放盐会让肉质发硬，不容易软烂。

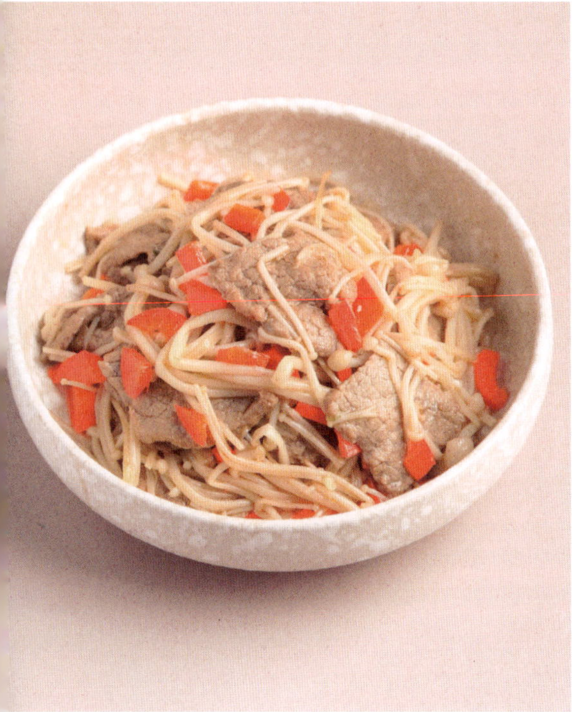

金针牛肉

材料 牛肉 400 克，金针菇 150 克，红彩椒 15 克。

调料 淀粉 5 克，盐 2 克。

做法

❶ 牛肉洗净，切薄片，用淀粉、盐拌匀；金针菇洗净，去根；红彩椒洗净，去蒂及子，切小片。

❷ 锅置火上，倒油烧至六成热，爆香红彩椒片，加入牛肉片和金针菇，炒熟，加盐即可。

第三章

餐桌上的药膳，帮你远离尿酸堆积困扰

降尿酸的中药材

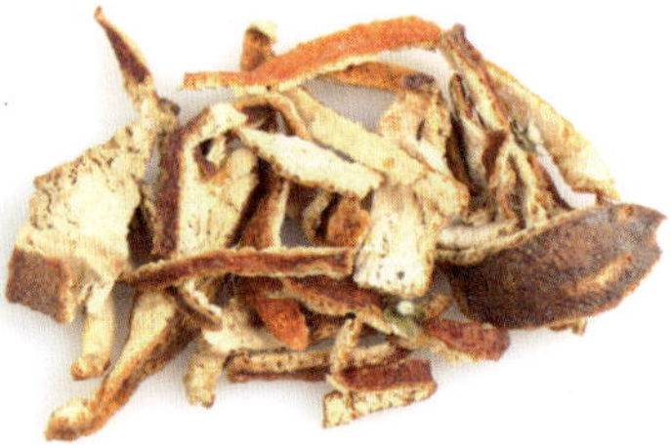

陈皮 | 理气止痛

性味归经

性温，味辛、苦，归脾、肺经

推荐用量与用法

3~10克，泡、煮

中医经典摘要

《证类本草》载陈皮：“散肠胃恶气，消食去胃中浮风气。”

这样吃降尿酸

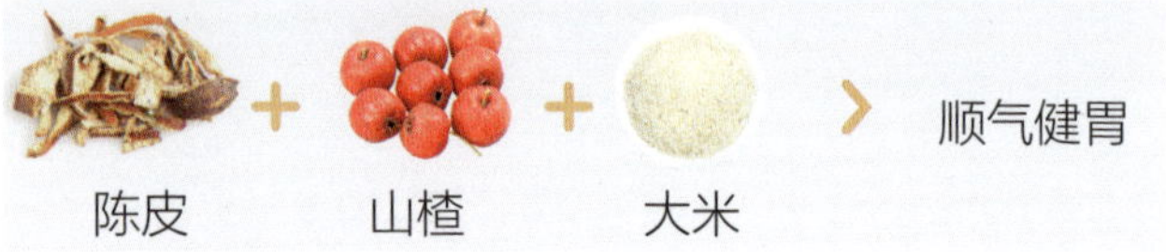

食用禁忌

气虚、阴虚燥咳、吐血者慎用。

降尿酸药膳

山楂薏米陈皮粥

材料

大米50克，薏米50克，山楂20克，陈皮10克。

做法

所有食材洗净，山楂去核，薏米浸泡3小时，锅里放水烧开，放入薏米、大米、山楂和陈皮，盖上盖子煮沸后转小火煮15分钟即可。

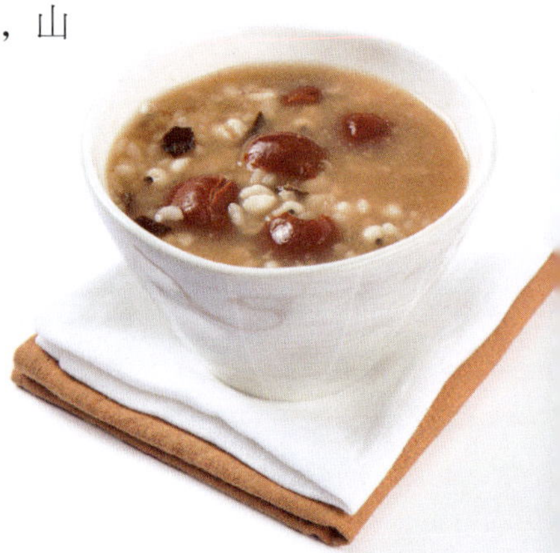

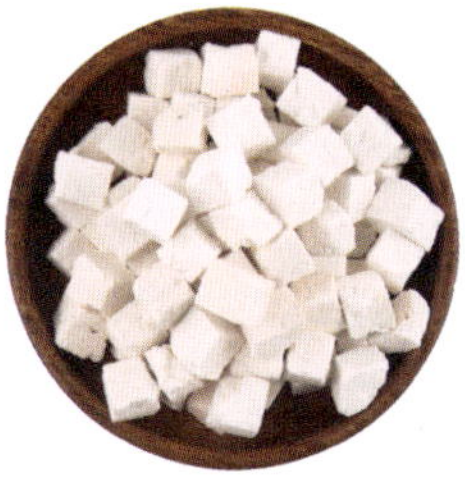

茯苓 | 利尿效果好

性味归经

味甘、淡，性平，归心、脾、肺、肾经

推荐用量与用法

10～15克，煮

中医经典摘要

《本草经集注》载茯苓："调脏气，伐肾邪，长阴，益气力，保神守中。"

这样吃降尿酸

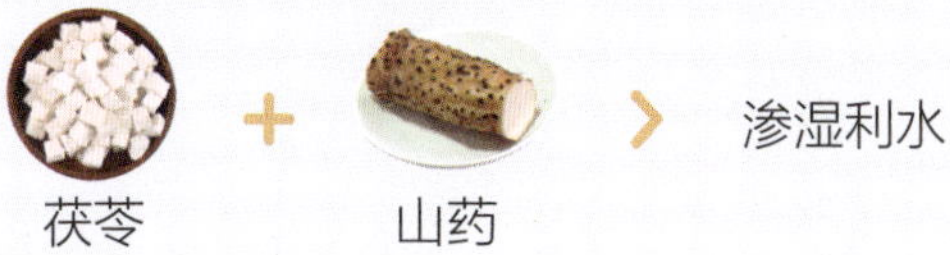

食用禁忌

阴虚无湿热、虚寒滑精者慎服。

降尿酸药膳

山药茯苓汤

材料

茯苓15克，山药30克。

做法

山药洗净去皮，切片。将茯苓和山药片一起放入砂锅中，倒入适量清水，大火烧沸，小火煎煮20分钟即可。

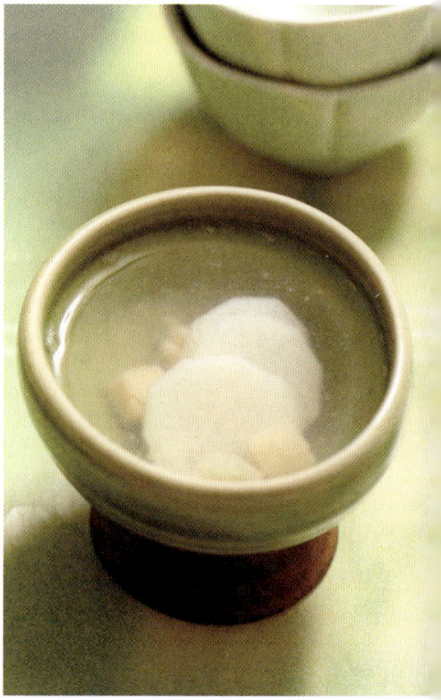

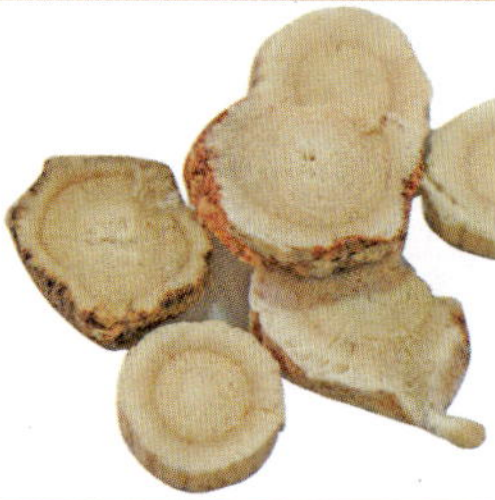

黄芪 | 利小便，敛疮生肌

性味归经

性微温，味甘，归肺、脾经

推荐用量与用法

10～15 克，泡、煮

中医经典摘要

《神农本草经注》载黄芪："助气，壮筋骨，长肉补血。"

这样吃降尿酸

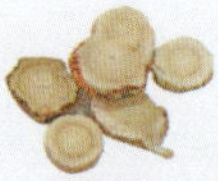

黄芪

+

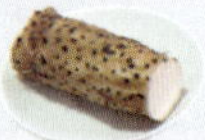

山药

› 补气升阳，护胃肠

食用禁忌

表实邪盛、气滞湿阻、食积内停、阴虚阳亢者应慎用。

降尿酸药膳

黄芪山药茶

材料

黄芪、山药各 5 克，茉莉花 3 克。

做法

将所有材料一起放入杯中，倒入沸水，盖盖子闷泡约 5 分钟即可。

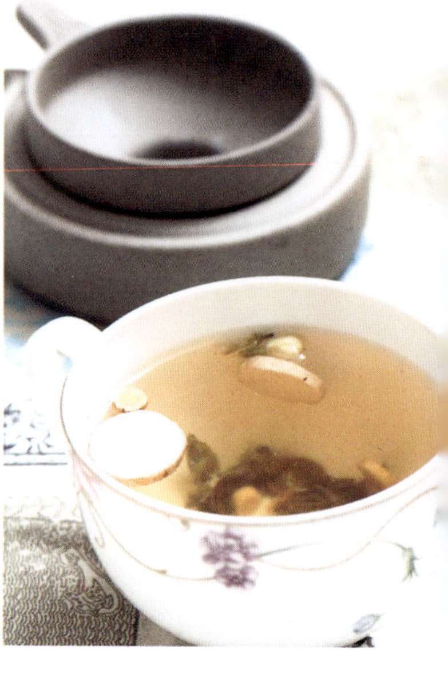

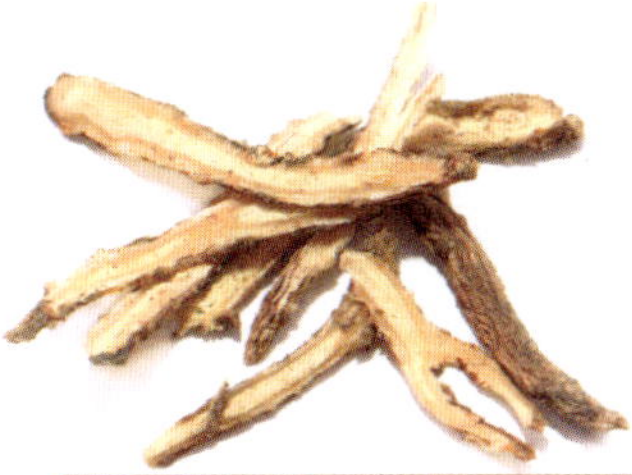

当归 | 抑制尿酸形成

性味归经

味甘、辛，性温，归肝、心、脾经

推荐用量与用法

6～12 克，泡、煮

中医经典摘要

《本草经集注》载当归：“温中止痛，除客血内塞，中风，汗不出，湿痹，中恶，客气虚冷，补五脏，生肌肉。”

这样吃降尿酸

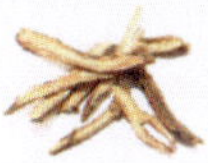

当归

\+

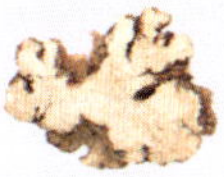

川芎

› 活血祛瘀

食用禁忌

热出血者禁服，脾湿中满、脘腹胀闷、腹泻者慎服。

降尿酸药膳

桃红四物汤

材料

当归 6 克，桃仁、红花、川芎、白芍、熟地黄各 2 克。

做法

将当归、桃仁、红花、川芎、白芍、熟地黄一起放入杯中，冲入沸水，盖盖闷泡约 10 分钟，滤去材料即可。

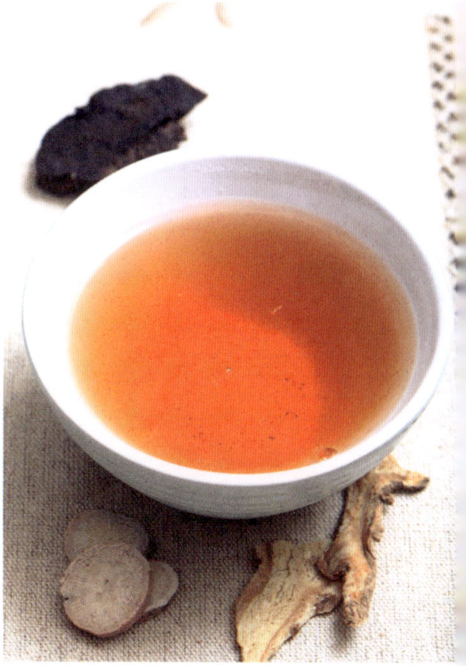

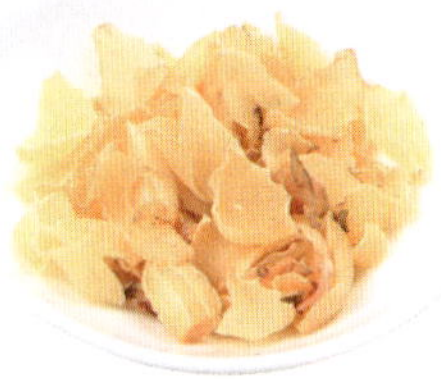

百合 | 改善痛风性关节炎

性味归经
性寒，味甘，归心、肺经

推荐用量与用法
6~12克，蒸、煮

中医经典摘要
《神农本草经》载百合：“主邪气腹胀、心痛、利大小便，补中益气。”

这样吃降尿酸

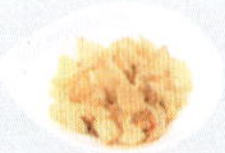
百合
\+
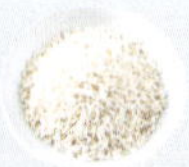
糯米
\> 补中益气

食用禁忌

风寒咳嗽、虚寒出血、脾胃不佳者忌服。

降尿酸药膳

百合粥

材料
干百合30克，糯米100克。

做法
干百合、糯米洗净，糯米浸泡3小时。将二者一同放入砂锅中煮粥，煮至粥稠即可。

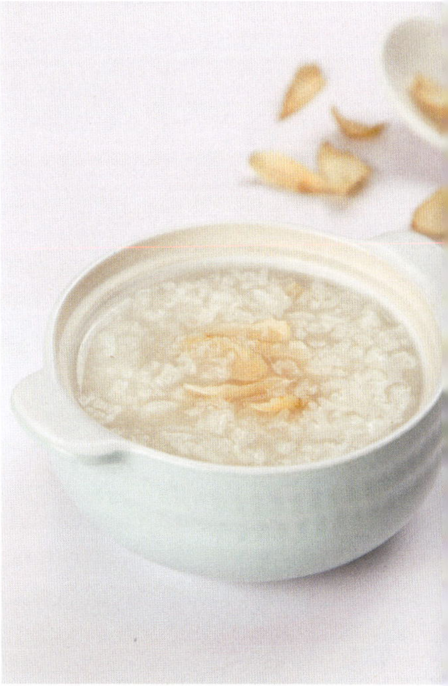

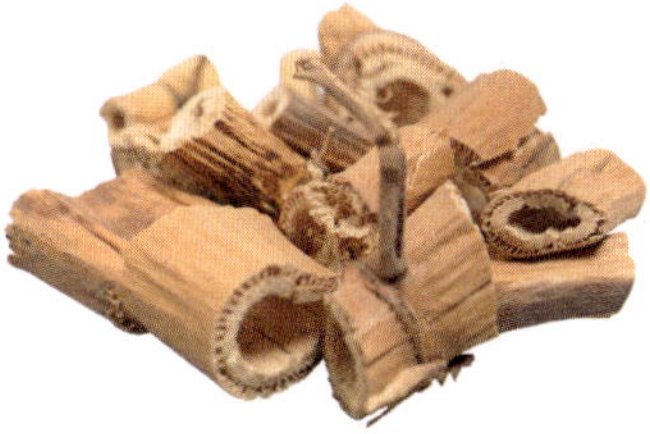

芦根 | 清热利尿

性味归经

性寒，味甘，归肺、胃经

推荐用量与用法

15~30克，捣汁、煮

中医经典摘要

《新修本草》载芦根："主消渴，客热，止小便利。"

这样吃降尿酸

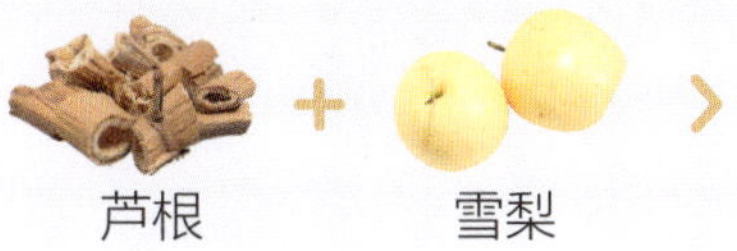

食用禁忌

脾胃虚寒者慎服。

降尿酸药膳

芦根雪梨汤

材料

芦根60克，雪梨30克。

做法

雪梨洗净，去核、切块，与芦根用水煎煮20分钟即可。

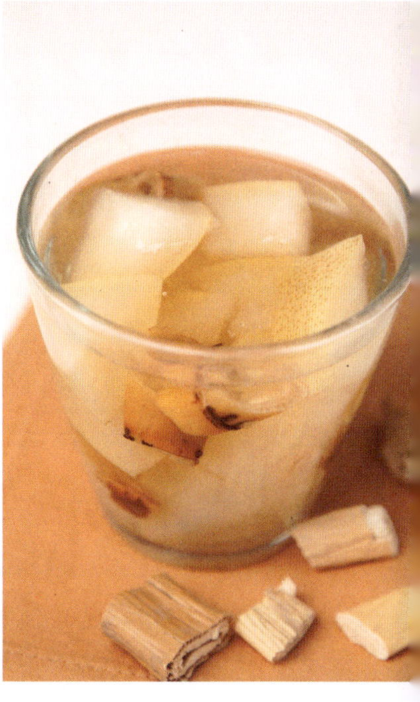

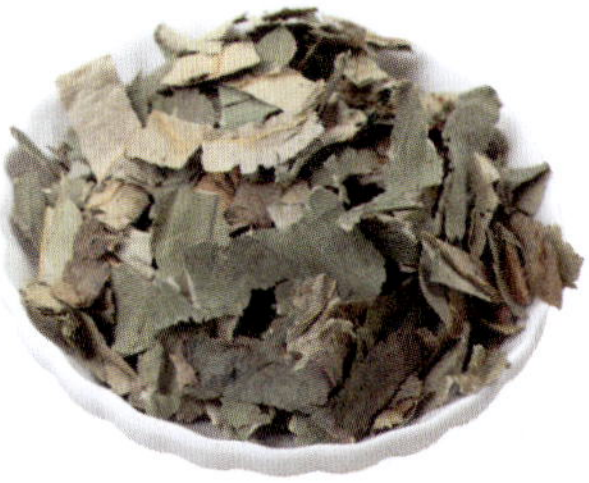

荷叶 | 利尿，凉血止血

性味归经

性平，味苦、涩，归肝、脾、胃经

推荐用量与用法

3~9克，煮

中医经典摘要

《太苹再新》载荷叶："清热解暑，止渴生津，治泻痢，解火热。"

这样吃降尿酸

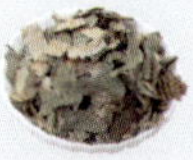

荷叶 + 枸杞子 > 降脂，利尿

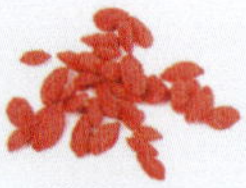

食用禁忌

脾胃虚寒、体瘦气血虚弱、低血压者慎服。

降尿酸药膳

荷叶莲子枸杞粥

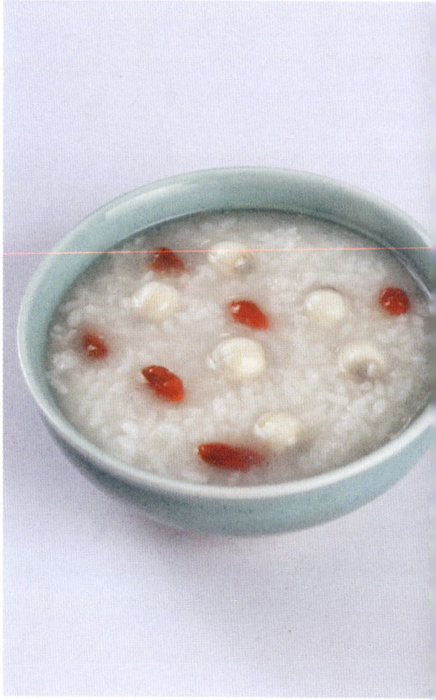

材料

荷叶、莲子各10克，大米、糯米各50克，枸杞子5克。

做法

1. 大米洗净，浸泡30分钟；糯米洗净，浸泡3小时；荷叶用水煎40分钟，取汁；莲子、枸杞子洗净。
2. 锅内倒入荷叶汁，加适量清水，放入大米、糯米，大火煮成粥，放入莲子、枸杞子煮10分钟即可。

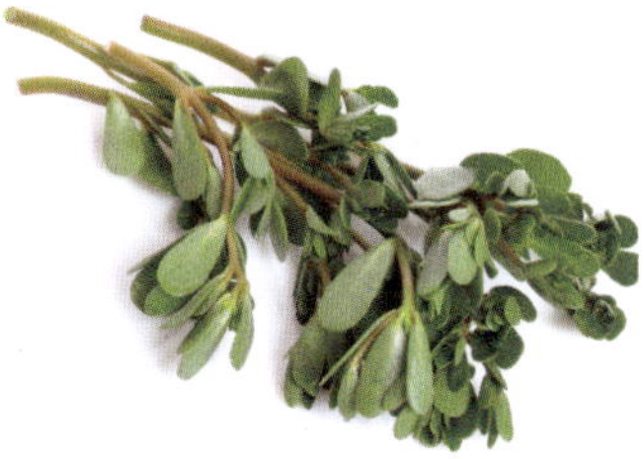

马齿苋 | 利水消肿

性味归经

味酸，性寒，归大肠、肝经

推荐用量与用法

干品9~15克，鲜品30~60克，煮、绞汁

中医经典摘要

《证类本草》载马齿苋："利大小便，去寒热，杀诸虫，止渴。"

这样吃降尿酸

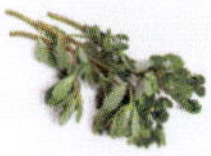

马齿苋

+

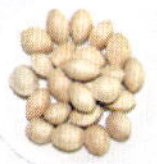

白果

> 清热解毒，散血消肿

食用禁忌

脾胃虚弱、大便泄泻者忌食。

不宜生食，新鲜马齿苋需烫过后食用，否则易引起过敏。

降尿酸药膳

马齿苋白果汁

材料

鸡蛋（取蛋清）3个，鲜马齿苋60克，白果7颗。

做法

马齿苋和白果洗净，混合捣烂，用鸡蛋清调匀，冲入沸水即可。

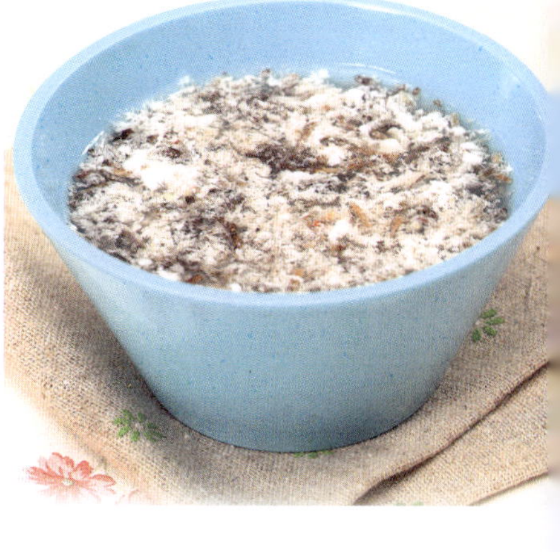

降酸排酸的养生茶饮

白茅根茶
——适合痛风合并肾结石患者

白茅根味甘，性寒，归肺、胃、膀胱经，有凉血止血、清热利尿的作用，对小便不利、肾炎引起的水肿有缓解作用。尤其适合痛风合并肾结石患者饮用。

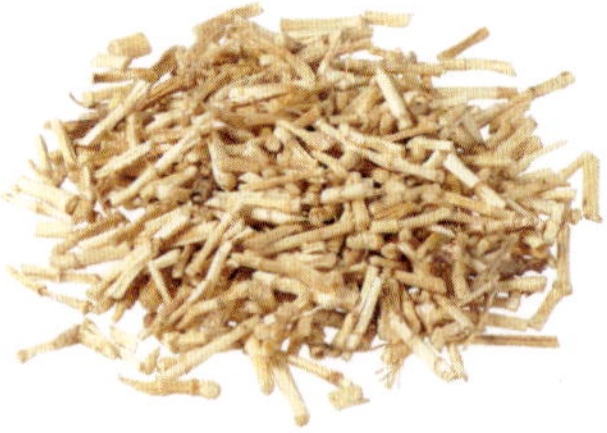

该茶饮的宜忌

适宜人群：适合痛风合并肾结石人群。

禁忌人群：脾胃虚寒、尿多不渴者忌服。

白茅根茶

材料 白茅根 10 克。

做法 白茅根洗净，剪成小段，加水 2 碗，煮沸，煮至 1 碗量，凉温即可饮用。

此茶利尿作用好，比较适合痛风患者预防和控制肾结石。

营养小贴士

建议每天服用一剂。

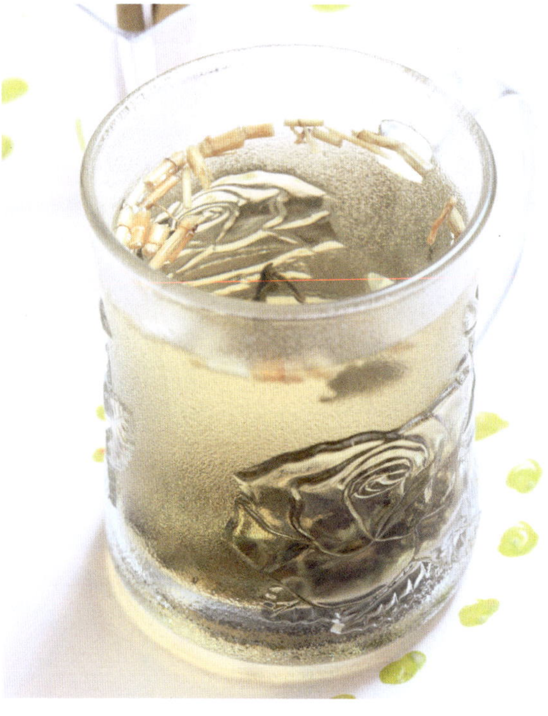

绿茶金银花茶
——适合痛风合并糖尿病患者

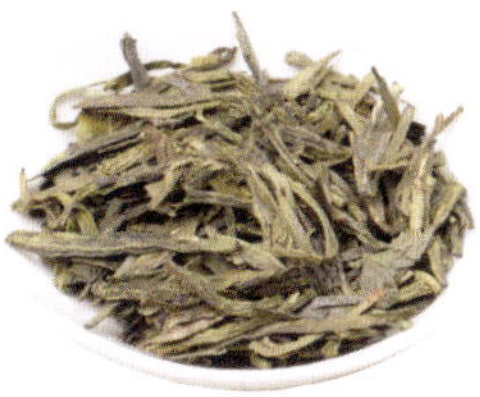

金银花性寒，味甘，归肺、心、胃经，具有清热解毒、疏散风热的效果。绿茶可以解毒利尿，还能促进新陈代谢，加速体内毒素的排泄。二者一起煮茶喝，不仅可以起到生津止渴的作用，还能促进排尿，有助于降尿酸。

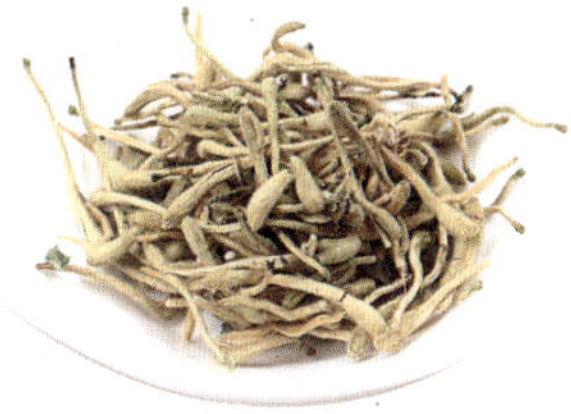

该茶饮的宜忌

适宜人群：适合痛风合并糖尿病患者。

禁忌人群：脾胃虚寒、大便溏泄者忌用。

绿茶金银花茶

材料 绿茶 10 克，金银花 5 克。

做法 将绿茶、金银花一起放入玻璃杯中，加沸水冲泡，加盖闷泡 10 分钟，滤滓即可。

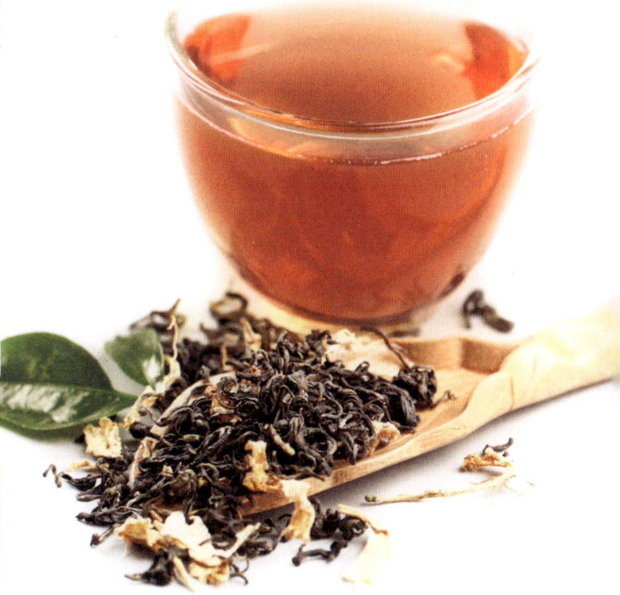

绿茶有生津止渴的作用，可以辅助治疗糖尿病引起的口渴、口干等症状，利尿的同时可以维持体内酸碱平衡，适用于痛风合并高血压、糖尿病患者。

营养小贴士

经常喝此茶，可以预防高血压，血脂异常。

菊花山楂茶
——适合爱吃肉的痛风患者

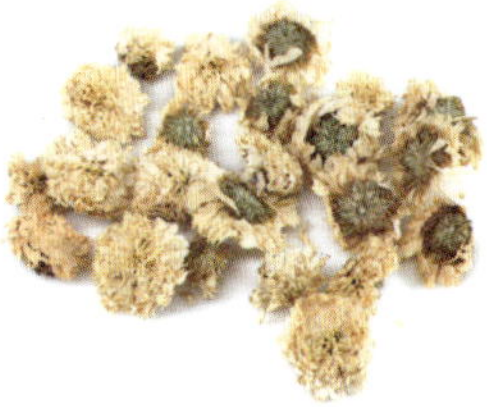

菊花味甘、苦，性微寒，归肺、肝经，具有散风清热、平肝明目的作用，可缓解头痛眩晕、目赤肿痛、疮痈肿毒等症。山楂味酸、甘，性微温，归脾、胃、肝经，具有消食健胃、行气散瘀、化浊降脂的功效，能除油腻，减少体内脂肪堆积，又能扩张血管，有较持续的促排尿酸效果。

二者一起泡水喝有助于消食、解热。

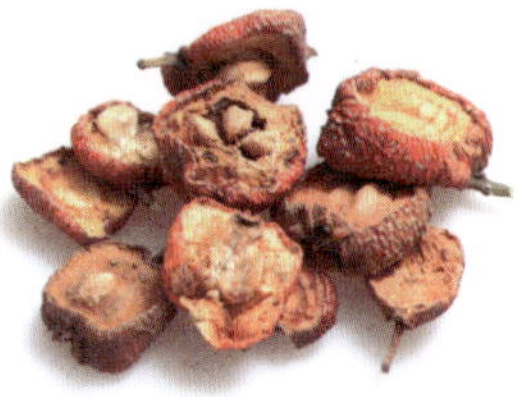

该茶饮的宜忌

适宜人群：适合爱吃肉的痛风患者。

禁忌人群：胃酸分泌过多者、脾胃虚弱而无积滞者应慎用。

菊花山楂茶

材料 山楂10克，菊花5克，绿茶3克。

做法 将山楂、菊花、绿茶放入杯中，加沸水泡5分钟左右即可。可冲泡至淡。

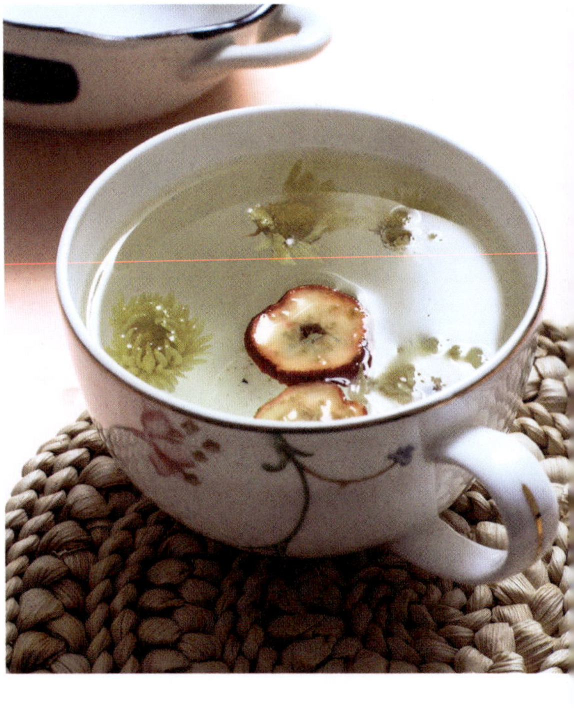

菊花可以清风热，山楂有助于消化肉食，因此特别适合爱吃肉的痛风患者。

营养小贴士

建议每天服用一剂。

陈皮甘草茶
——适合食少乏力、脘腹胀满的痛风患者

陈皮味辛、苦，性温，归脾、肺经，具有理气健脾、宣肺止咳、燥湿化痰、散结消痈的功效。甘草味甘，性平，归心、肺、脾、胃经，具有补脾益气、缓急止痛的作用。二者泡水喝，可以促进脾胃运化，增强脾胃功能，改善因脾胃气虚引起的食少乏力、脘腹胀满等症状。

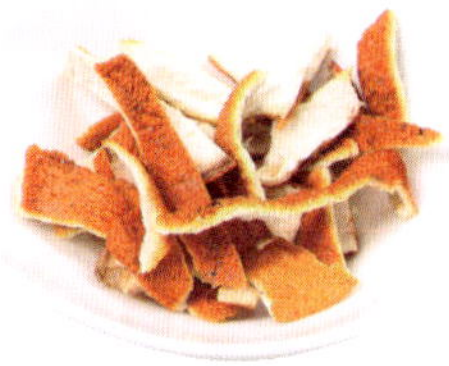

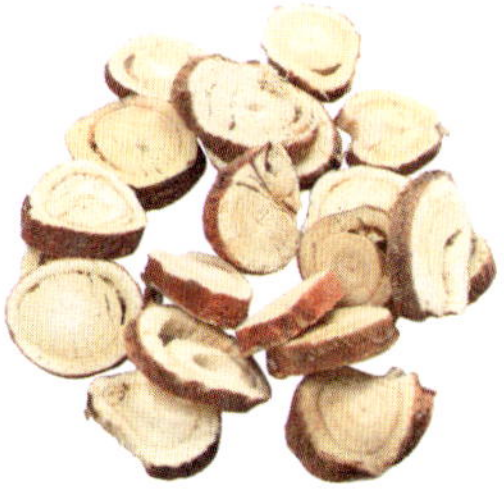

该茶饮的宜忌

适宜人群：适合消化不良、脘腹胀满的痛风患者。

禁忌人群：水肿、气虚、内有实热者不宜饮用。

陈皮甘草茶

材料 陈皮 15 克，甘草 10 克。

做法 陈皮和甘草洗净，放入砂锅，加水煎煮 30 分钟，关火闷 10 分钟即可。

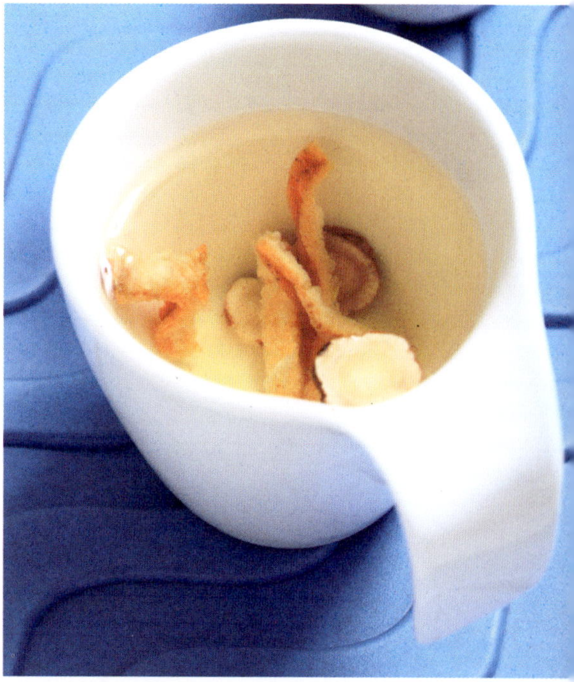

此茶有助于助消化、降血脂，适合胃口不佳、容易腹胀的痛风患者饮用。

营养小贴士

此茶适宜日常饮用，对预防高尿酸血症合并血脂异常有帮助。

柠檬薄荷水
——适合血脂高的痛风患者

薄荷味辛、性凉，归肺、肺经，具有疏风散热、清利头目、疏肝行气的功效。柠檬味酸、甘、性平，归肝、胃经，具有化痰止咳、生津健胃的作用。经常饮用柠檬薄荷水，有助于降低血脂、降尿酸。

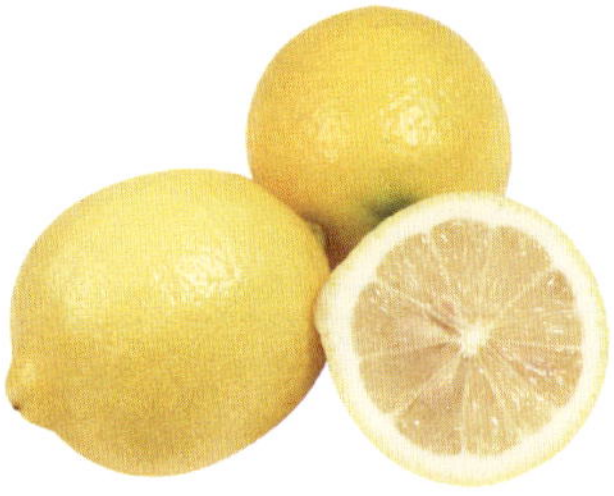

该茶饮的宜忌

适宜人群：适合血脂高的痛风患者。

禁忌人群：体虚多汗者不宜饮用。

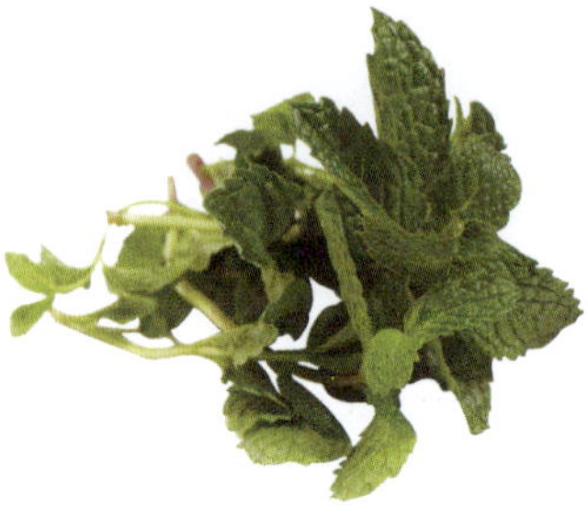

柠檬薄荷水

材料 柠檬 100 克，薄荷叶 20 克，苏打水适量。

做法 柠檬洗净，切半，一半榨汁，一半切片。薄荷叶洗净，放入杯中，加入柠檬片、柠檬汁和苏打水，混合均匀即可。

此茶饮有助于促进尿酸排泄，辅助预防肾结石。

营养小贴士

每天饮用 1~2 杯。

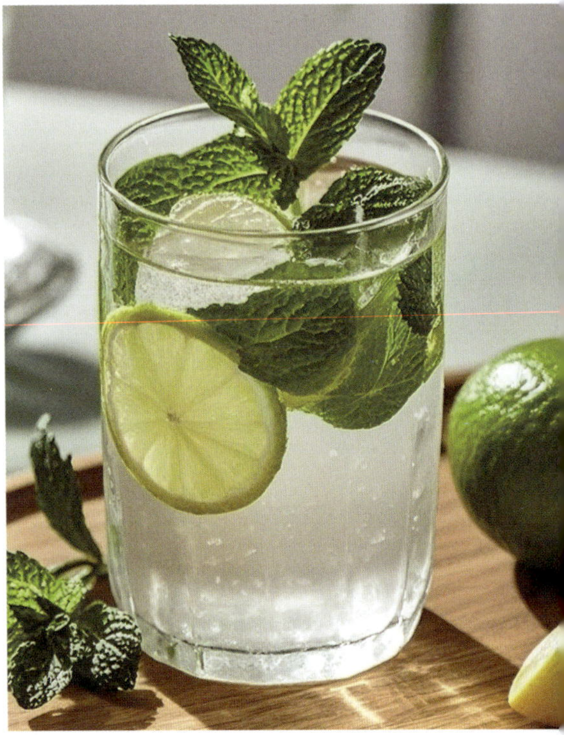

百合玉米须茶
——适合痛风缓解期患者

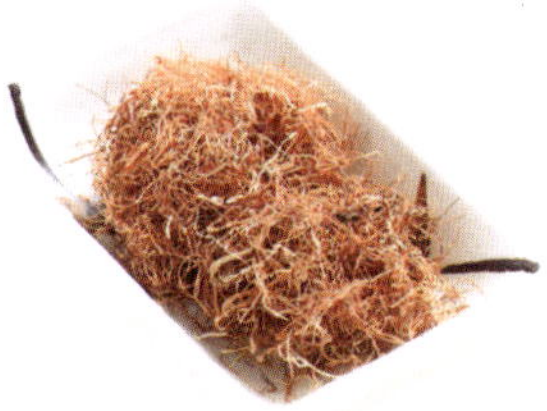

玉米须味甘、淡，性平，归肝、胆、膀胱经，具有利尿消肿、平肝利胆的作用。百合味甘、性寒，归心、肺经，能够养阴润肺、清心定神。此茶可以利尿通淋、消水肿，有助于排尿酸。

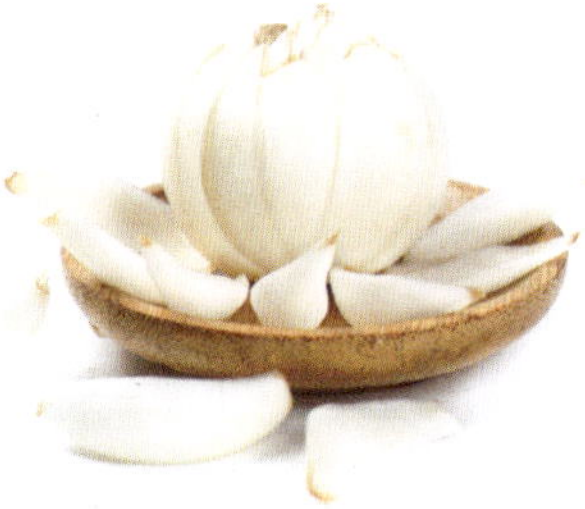

该茶饮的宜忌

适宜人群：适合痛风缓解期人群。

禁忌人群：风寒咳嗽、虚寒出血、中寒便溏者不宜饮用。

百合玉米须茶

材料 百合 20 克，玉米须 5 克。

做法 将百合、玉米须放入炒锅内加入适量清水，大火煎煮 10 分钟即可。

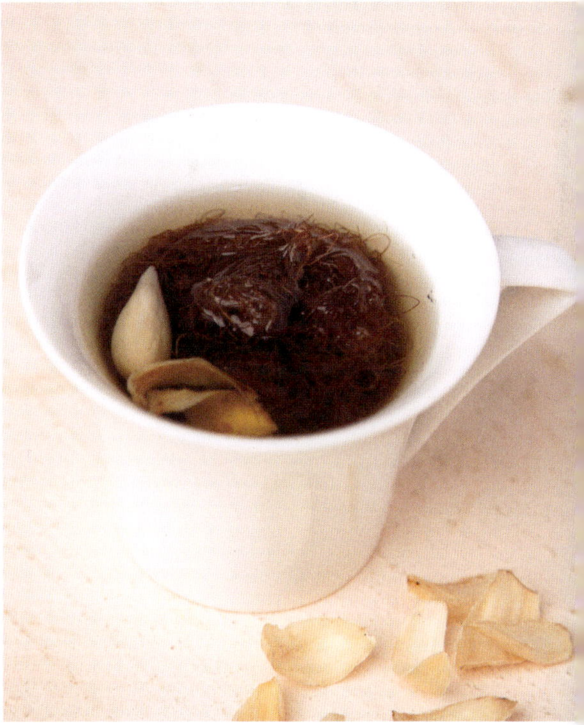

此茶清热利尿的效果好，可以帮助处于痛风缓解期的人群预防急性痛风发作，改善症状。

营养小贴士

每天饮用 1~2 杯。

茯苓薏米茶
——预防痛风急性发作

茯苓健脾、渗湿利水，薏米除湿利水，荷叶清暑利湿、减脂轻身，陈皮理气健脾、祛湿化痰。这款茶饮有助于利尿除湿、健脾胃、减肥。

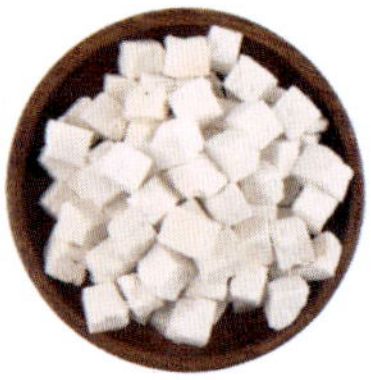

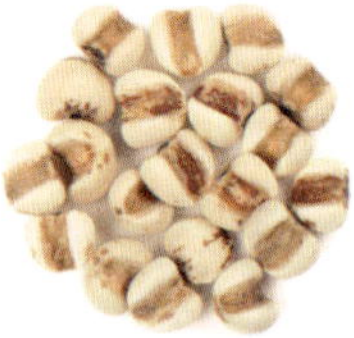

该茶饮的宜忌

适宜人群：适合预防痛风急性发作。

禁忌人群：糖尿病患者不宜饮用。

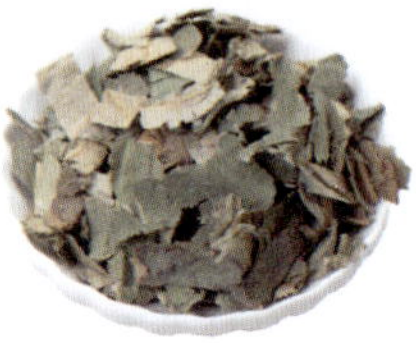

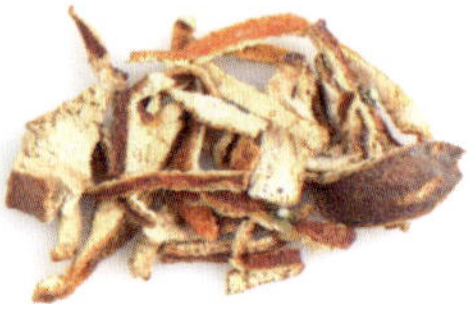

茯苓薏米茶

材料 茯苓、薏米各 10 克，白术、荷叶各 6 克，陈皮 5 克。

做法 将所有材料一起放入锅中，倒入适量清水，大火烧沸后，小火煎煮约 20 分钟后即可饮用。

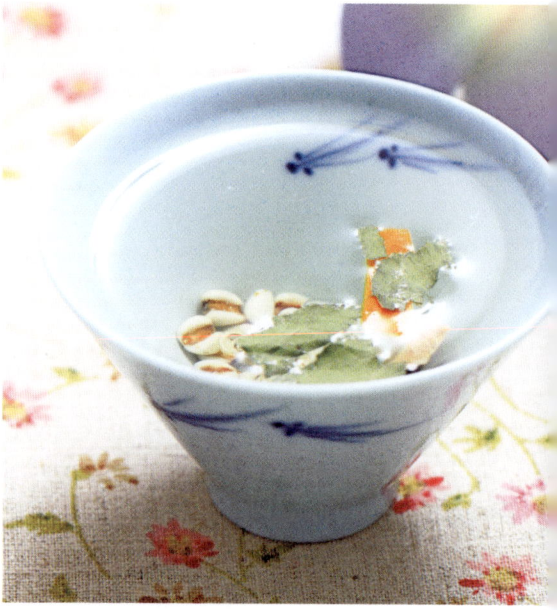

此茶有很强的清热利湿效果，有助于预防痛风急性发作。

营养小贴士

每天饮用 1~2 杯。

药房里能买得到的降酸排酸中成药

二妙丸：强脾化湿，清热利尿

药物组成

苍术（炒）、黄柏（炒）。

功能与主治

具有清热燥湿之功效。主治湿热下注之足膝肿痛、两足痿软、下部湿疮、湿疹等。

临床应用

本品适用于急性、慢性痛风，症见足膝红肿热痛，或伴发热，口苦口黏，口渴不欲饮，小便黄，舌质红，苔黄腻的患者。

注意事项

- 关节无红肿灼热、腹部怕冷、便稀者忌用。
- 服药期间，宜食用清淡、易消化的食物，忌食辛辣油腻食物。
- 高血压、心脏病、肝病、糖尿病、肾病等慢性病严重者应慎用。
- 如瘙痒重者，应停药，酌情治疗。
- 对本品过敏者禁用，过敏体质者慎用。

痛风定胶囊：清热祛湿，活血通络定痛

药物组成

秦艽、黄柏、川牛膝、延胡索、赤芍、泽泻、车前子、茯苓。

功能与主治

有清热祛湿、活血通络定痛的功效。用于湿热瘀阻所致痹症，症见关节红肿热痛，伴有发热，汗出不解，口渴心烦，小便黄，舌红，苔黄腻，脉滑数。急慢性痛风，见上述证候者。

临床应用

本品适用于急性、慢性痛风患者，症见关节红肿热痛，伴有发热，汗出，口渴心烦，小便黄，舌红，苔黄腻。

注意事项

- 关节无红肿灼热者忌用。
- 孕妇慎用
- 服药后不宜立即饮茶。
- 服药期间宜食清淡食物，忌食肉类、鱼虾、豆类、油腻辛辣之品，忌烟酒。

温热痹颗粒（片）：祛风除湿，清热消肿

药物组成

苍术、黄柏、粉萆薢、薏米、防己、连翘、川牛膝、地龙、防风、威灵仙、忍冬藤、桑枝。

功能与主治

有祛风除湿，清热消肿，通络定痛的功效。用于湿热阻络所致痹症，症见肌肉或关节疼痛，局部灼热红肿，有沉重感，步履艰难，多伴有发热，口渴不欲饮，小便黄浓。

临床应用

本品适用于急性、慢性痛风患者，症见下肢关节红肿热痛，活动受限，小便灼热色黄，或伴有发热，口渴不欲饮。

注意事项

- 脾胃虚寒者慎服。
- 孕妇忌用。
- 服药期间，宜食用清淡易消化的食物，忌食辛辣油腻之品，忌烟酒。

四妙丸：清热利湿，缓解痛风性关节炎

药物组成

黄柏（盐炒）、苍术、薏米、牛膝。

功能与主治

有清热利湿的功效。用于湿热下注所致痹症，症见足膝红肿，筋骨疼痛。痛风性关节炎，见上述证候者。

临床应用

本品适用于急性、慢性痛风患者，症见下肢关节红肿热痛，活动受限者。

注意事项

- 孕妇慎用。
- 忌食肥甘之品，忌烟酒。

服药注意事项

1 应多饮水帮助尿酸排出，每天不少于 2000 毫升，不宜使用抑制尿酸排泄的药物。

2 中成药治疗痛风急性期以清热祛湿、活血止痛为关键，可用痛风定胶囊、二妙丸、四妙丸、湿热痹颗粒等中成药。在痛风缓解期和慢性期，因痛风定胶囊也有缓解高尿酸血症的作用，故可选用。

3 应在医生指导下用药。

4

第四章

针对痛风不同阶段的调养，预防发作，不再痛

无症状高尿酸血症期——补脾益肾、降浊化瘀

为什么脾肾功能失调，容易得高尿酸血症

中医认为无症状高尿酸血症，多因先天禀赋不足，肾亏清阳不升，浊阴不降，或过食肥甘厚味，使脾失运化，痰浊内生，久则痰瘀互结，浊毒瘀滞。在本病发展过程中，脾、肾二脏的清浊代谢紊乱贯穿始终，“浊毒”“痰瘀”为病理关键。

如何判断自己尿酸是否过高

尿酸高不高，通过排尿是否异常可以判断。

信号 1

排尿不顺畅

当尿酸水平过高时，尿酸可能会沉积在肾小管、肾盂与输尿管内，导致排尿不顺畅的现象。

信号 2

排尿次数异常

若排尿次数明显增多，那么有可能是由于尿酸水平过高，影响了肾脏的浓缩功能。

信号 3

尿液颜色异常

健康人的尿液颜色通常是淡黄色，如果尿液颜色出现异常，如黄如浓茶，甚至出现血色，那就需要关注肾脏的健康状况了。

信号 4

尿量变化明显

尿酸水平升高可能会对肾脏造成影响，从而导致尿量减少的情况出现。

中医治法及精选验方：防己黄芪汤

方名： 防己黄芪汤

来源 :《金匮要略》

组成： 防己 15 克，白术 15 克，赤芍 15 克，泽兰 15 克，黄芪 25 克，炙甘草 10 克，土茯苓 50 克，川萆薢 30 克，蚕砂 30 克，全蝎 7 克。

用法： 水煎服，每日 1 剂。

功效： 益气健脾，泄浊化瘀。

解读： 土茯苓有解毒除湿、利关节的功效，川萆薢有祛风湿、利关节、分清浊之效，蚕砂能祛风除湿，活血定痛。三药合用，祛风除湿、分清别浊、通络定痛之力更强。

随证加减变化： 常用土茯苓 50～100 克，川萆薢 30～50 克，蚕砂 30～50 克，以增强泄浊利湿之力。

温馨提示： 患者症状不一，请遵医嘱用药。

精选食养药膳方

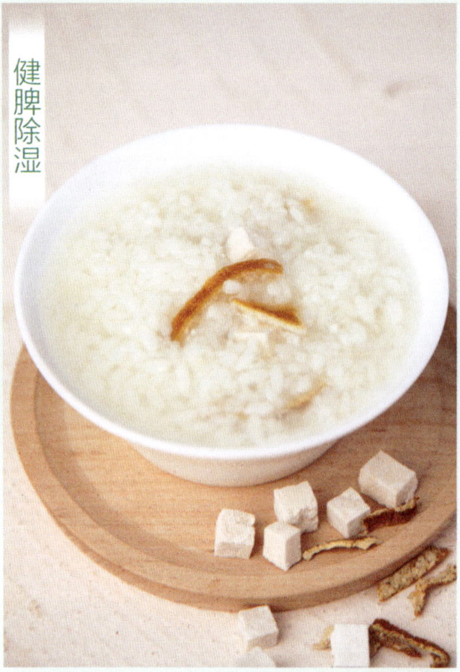

茯苓陈皮粥

来源《成人高尿酸血症与痛风食养指南》

材料 茯苓 9 克，陈皮 2 克，大米 50 克。

做法 茯苓浸泡 1 小时，大米、陈皮洗净，加适量水，煮粥即可。

用法 早餐食用或佐餐食用，食用 7～10 天。

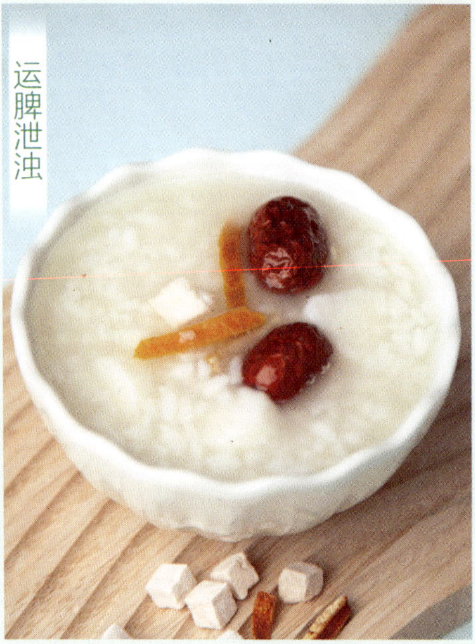

山药茯苓粥

来源《成人高尿酸血症与痛风食养指南》

材料 山药 50 克，茯苓 9 克，大米 40 克，红枣、陈皮各 2 克。

做法 茯苓浸泡 1 小时；山药洗净，去皮，切块；陈皮洗净；红枣洗净，去核。所有材料放入锅中，加适量水煮粥即可。

用法 早餐食用或佐餐食用，食用 7～10 天。

注：本章食养药膳方用量为 1 人 1 次量。

山药陈皮小米粥

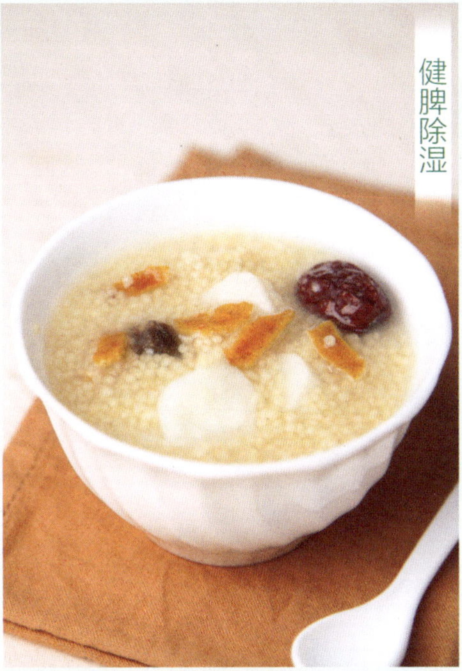

来源《成人高尿酸血症与痛风食养指南》

材料 山药 60 克，葛根 9 克，小米 60 克，陈皮、红枣各 2 克。

做法 所有材料洗净，葛根洗净，浸泡 1 小时，山药去皮切块，所有材料放入锅中，加适量水，煮粥即可。

用法 佐餐食用，食用 7～10 天。

海带冬瓜薏米汤

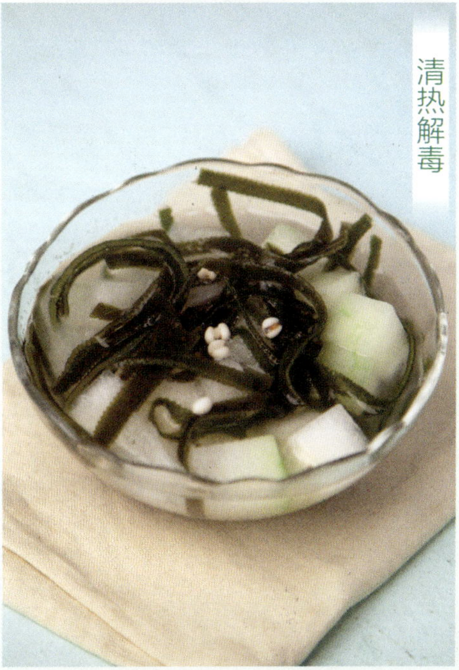

来源《成人高尿酸血症与痛风食养指南》

材料 海带 30 克，冬瓜 100 克，薏米 9 克。

做法 所有材料洗净。薏米浸泡 1 小时，冬瓜去皮切块，所有材料加水一起煮 20 分钟即可。

用法 佐餐食用，食用 7～10 天。孕妇慎用。

调理茶饮方

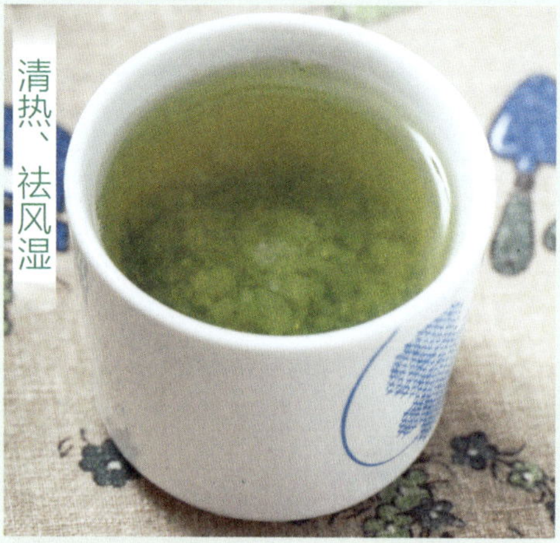

丝瓜茶

来源《民间验方》

材料 丝瓜 1 根。

做法 丝瓜洗净，切碎，用水煮开，小火熬煮 1 小时即可。

用法 代茶饮，每日 1 次。

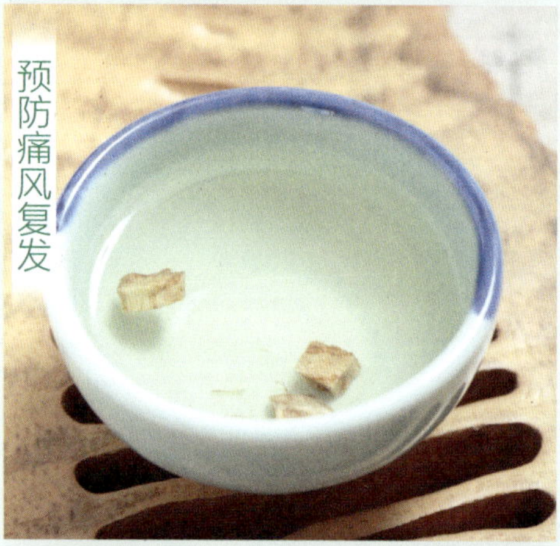

葛根茶

来源《民间验方》

材料 葛根 50 克。

做法 用水煎 30 分钟即可。

用法 代茶饮，每日 1 次。

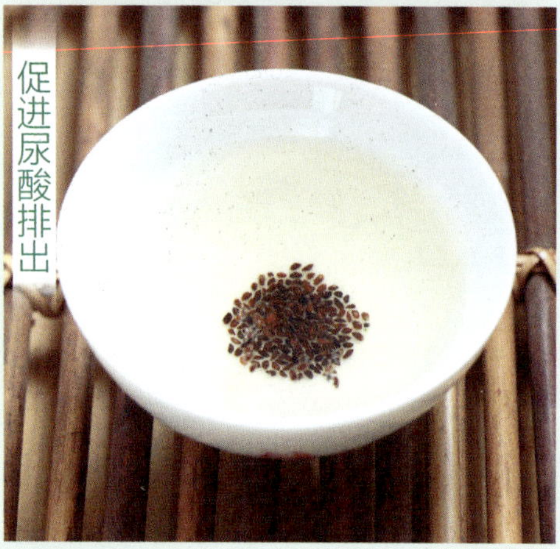

车前子汤

来源《中医杂志》

材料 车前子 30 克。

做法 用水煎 30 分钟即可。

用法 代茶饮，每日 1 次。

无症状高尿酸血症期的营养摄入原则

高尿酸血症患者只要注意饮食和生活习惯调整，血尿酸值就可能会恢复正常，通常不需要药物治疗。

1

限制热量摄入

根据体重和病情确定每日的热量摄入，一般来说，每日摄入热量应控制在 1500～1800 千卡。

2

适当摄入蛋白质

蛋白质根据体重按比例摄取，1 千克体重应摄取 0.8～1 克蛋白质，以植物蛋白为主。动物蛋白可选择牛奶、奶酪、脱脂奶粉、鸡蛋等。每日 1 杯牛奶加 1 个鸡蛋，或 50 克左右的猪瘦肉，即可满足人体对蛋白质的需要，不可过多。

3

多吃蔬果

维生素 C、矿物质主要来自蔬果，它们能提高尿酸盐的溶解度，利于尿酸的排出。

4

三餐食物选择

食物类别	可食用
主食类	每天摄入谷薯类食物 250～400 克，其中薯类（土豆、红薯等）50～100 克
肉蛋类	鸡蛋每天 1 个；猪瘦肉、鸡肉等可每周食用 3～5 次，每次 40～75 克
奶类	300 毫升以上的牛奶或相当量的奶制品
蔬菜类	不少于 500 克，深色蔬菜（如紫甘蓝、胡萝卜）应占一半以上
水果类	200～350 克

注：无症状高尿酸血症期宜选用低、中嘌呤类食物，限制高嘌呤类食物。

居家食养三餐推荐

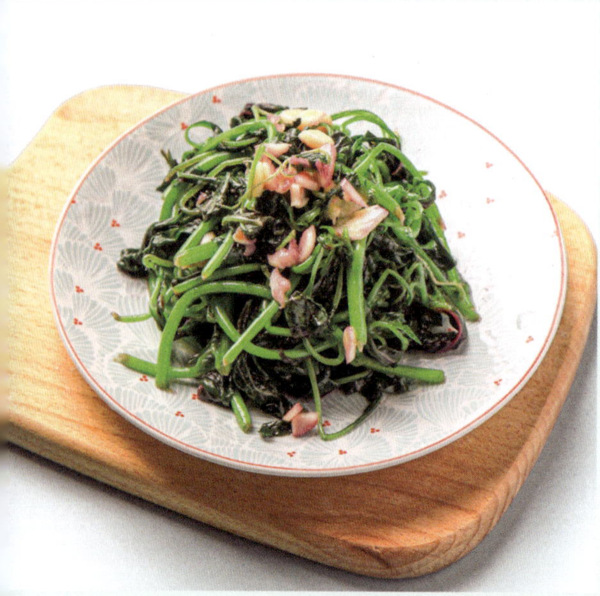

清炒苋菜

材料 苋菜 200 克。

调料 盐、蒜碎各 5 克。

做法

❶ 苋菜洗净，切段备用。

❷ 锅内放油烧热，下蒜碎爆香，放入苋菜段翻炒，加盐调味即可。

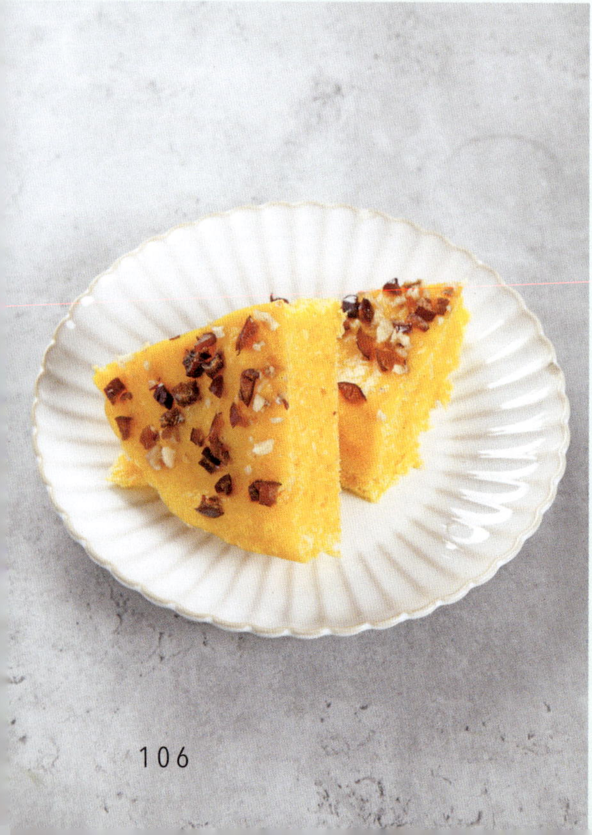

红薯玉米面发糕

材料 红薯、面粉各 150 克，红枣 6 枚，酵母少许，葡萄干适量。

做法

❶ 红薯洗净，去皮及瓤，切块，蒸熟，捣成泥，放凉；红枣洗净，去核，切碎；酵母用温水化开并调匀；葡萄干洗净。

❷ 红薯泥中加入面粉，倒入酵母水、适量清水揉成面团，放置发酵。

❸ 待面团发酵至 2 倍大时，加红枣碎、葡萄干，上锅蒸 30 分钟，放凉后切块即可。

荷塘小炒

材料 水发木耳、胡萝卜、山药、荷兰豆各 60 克，莲藕 100 克。

调料 蒜片 3 克，盐 1 克。

做法

❶ 水发木耳洗净，撕小朵；胡萝卜洗净，去皮，切菱形片；山药洗净，去皮，切薄片；荷兰豆洗净，去老筋；莲藕洗净，去皮，横向一切为二，切薄片。所有材料分别焯水，捞出。

❷ 锅内倒油烧热，爆香蒜片，放入所有材料，翻炒 3 分钟至熟，加盐调味即可。

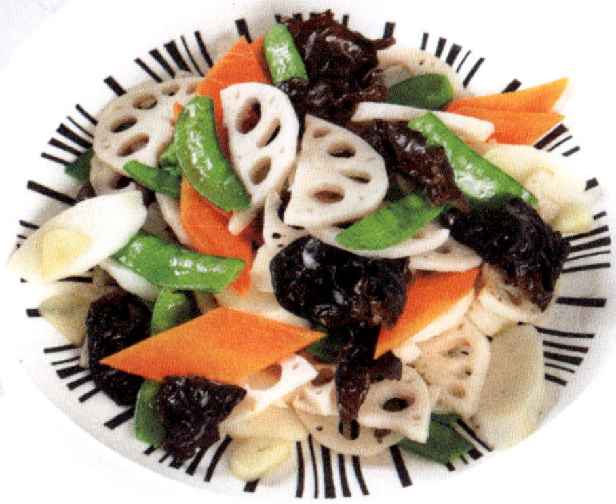

营养小贴士

蔬菜经过焯水，既可以保持颜色，也能减少炒制时间，味道更佳。

彩椒炒牛肉

材料 牛肉 300 克，柿子椒 100 克，红彩椒 50 克。

调料 蒜片 3 克，盐 1 克。

做法

❶ 牛肉洗净，切片；柿子椒、红彩椒洗净，去蒂及子，切条。

❷ 锅内倒油烧热，放入蒜片爆香，放入牛肉片炒至变色，加入柿子椒条、红彩椒条翻炒至熟，加盐调味即可。

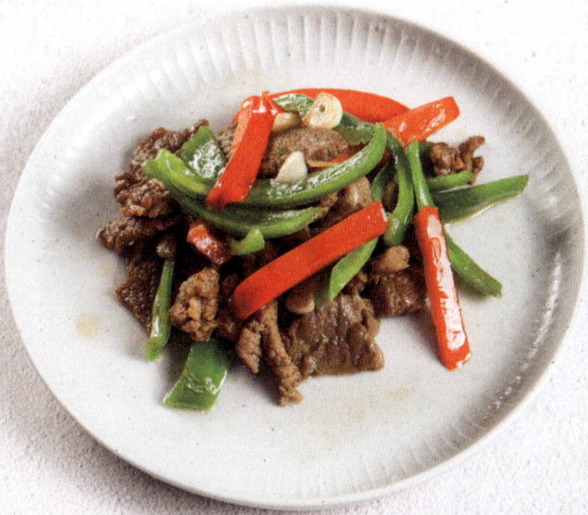

营养小贴士

牛肉可补充蛋白质，彩椒富含维生素 C，二者营养互补，可以帮助痛风患者均衡营养。

痛风间歇期——以培补调和为主，调节脏腑功能

为什么痛风间歇期要益气健脾、化湿通利

急性痛风期过后，关节肿痛已消，进入痛风间歇期。“急则治其标，缓则治其本”，脾气亏虚为痛风发病之本，脾失健运、湿浊内生为痛风发病之病机关键。所以，痛风间歇期治疗应以益气健脾、化湿通利为主。

痛风间歇期有哪些症状，需要咨询医生

痛风间歇期如果以下症状持续或加剧，建议咨询医生进行专业评估和治疗。治疗措施包括药物治疗，同时应避免高嘌呤食物，保持适量运动，确保充足的水分摄入以促进尿酸排泄。

症状 1

关节疼痛

痛风间歇期的关节疼痛主要是由尿酸结晶引起的局部炎症反应所致。痛风性关节炎常累及第一跖趾关节，但也可能波及其他关节，如足背、踝关节等。

症状 2

皮疹

痛风间歇期的皮疹可能是由于尿酸结晶沉积在皮肤下，刺激皮肤产生炎症反应。皮疹通常出现在受累关节周围，但也可能出现在身体其他部位，如手背、肘部等。

症状 3

发热

痛风间歇期的发热可能与免疫系统对尿酸结晶的炎症反应有关。虽然这种情况不常见，但若出现发热症状，需要密切观察，并及时就医。

中医治法及精选验方：当归芍药散加味汤

方名：当归芍药散加味汤

来源：《金匮要略》

组成：忍冬藤 30 克，石膏 30 克，薏米 30 克，土茯苓 30 克，白术 15 克，茯苓 15 克，泽泻 15 克，萆薢 15 克，牛膝 15 克，当归 12 克，白芍 12 克，川芎 12 克，苍术 12 克，延胡索 12 克，黄柏 10 克，知母 10 克。

用法：水煎服，每日 1 剂。

功效：清热利湿，活血化瘀，泄浊解毒，调补肝脾。

解读：原方用以治疗女性妊娠腹痛及肝郁气滞、脾虚湿胜、腹中诸疾痛。加黄柏、苍术用以治疗湿痰、风痹、筋骨拘挛、经络疼痛等。此方针对湿热、痰瘀互结、经络失养的痛风治疗。

随证加减变化

舌苔薄白微腻——去石膏、知母，加山甲、白芥子各 10 克。

局部皮肤未愈合——上方加黄芪 45 克，白术 15 克。

温馨提示：患者症状不一，请遵医嘱用药。

精选食养药膳方

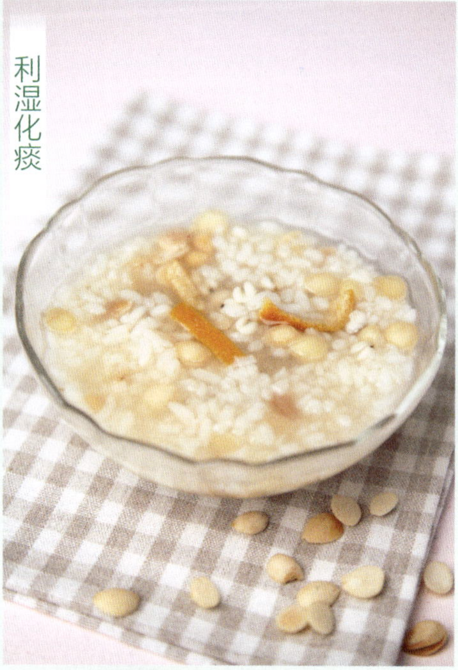

桃仁陈皮粥

来源《成人高尿酸血症与痛风食养指南》

材料 桃仁6克，薏米9克，陈皮3克，大米30克。

做法 薏米浸泡1小时，桃仁去皮尖，捣烂，陈皮、大米洗净。所有材料放入锅中，加适量水，煮粥即可。

用法 佐餐食用，食用7~10天。

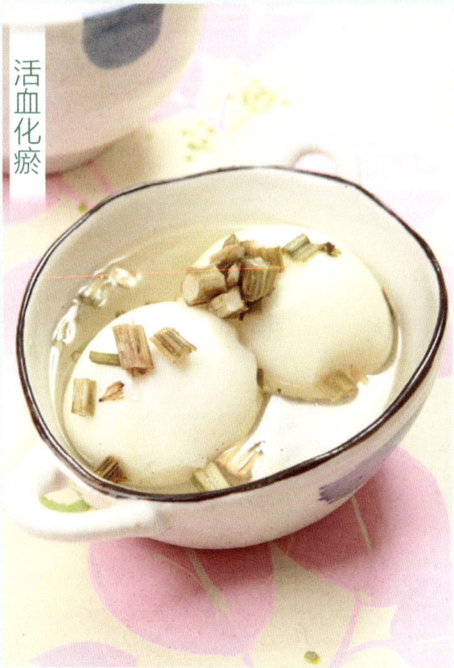

当归桔梗煮鸡蛋

来源《成人高尿酸血症与痛风食养指南》

材料 当归6克，桔梗10克，鸡蛋1个。

做法 鸡蛋煮熟去壳，扎孔；当归、桔梗洗净，煎煮2次，合并药液，放入鸡蛋再煮10分钟即可。

用法 佐餐食用，食用7~10天。

冬瓜薏米山楂粥

来源《成人高尿酸血症与痛风食养指南》

材料 冬瓜100克，薏米9克，山楂6克，陈皮3克，大米40克。

做法 薏米浸泡1小时；山楂洗净去核，捣烂；冬瓜洗净，去皮切片。所有材料放入锅中，加适量水，煮粥即可。

用法 佐餐食用，食用7~10天。孕妇慎用。

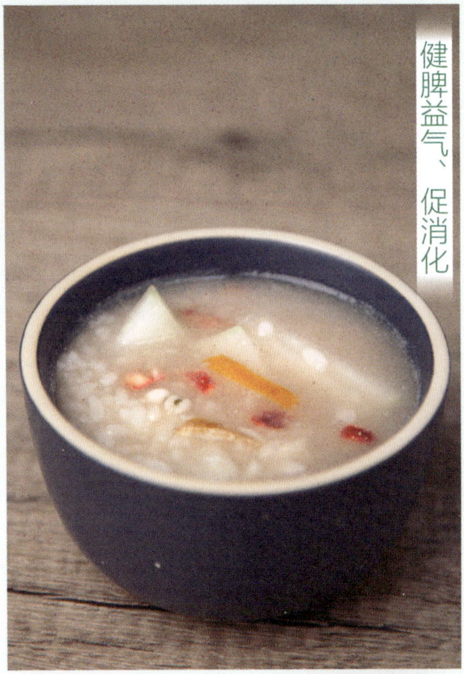

半夏山药粥

来源《药性论》

材料 清半夏30克，山药60克。

做法 清半夏先煮半小时，去渣取汁一大碗。山药磨成粉，放入半夏汁内，煮沸搅成糊状即可。

用法 空腹食用。

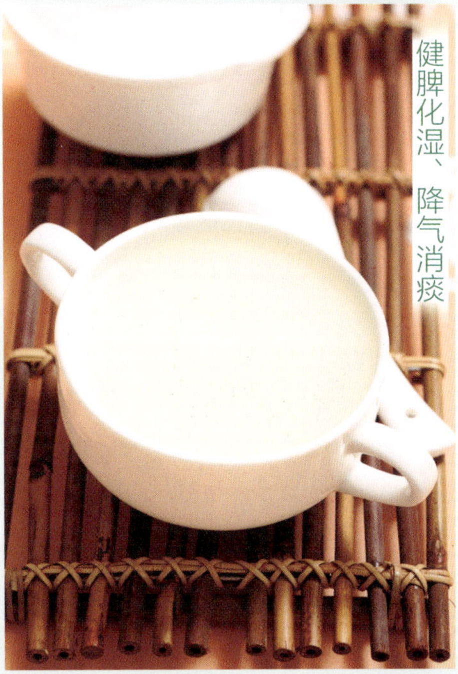

调理茶饮方

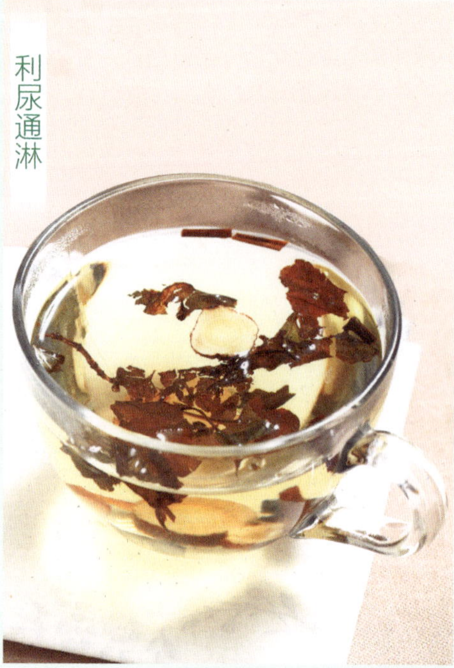

草荷茶

材料 干鱼腥草 6 克，干薄荷 3 克，甘草 2 克。

做法

❶ 将干鱼腥草、干薄荷、甘草一起放入杯子，倒入沸水。

❷ 盖盖子闷泡约 5 分钟即可。

用法 代茶饮，每日 1 次。

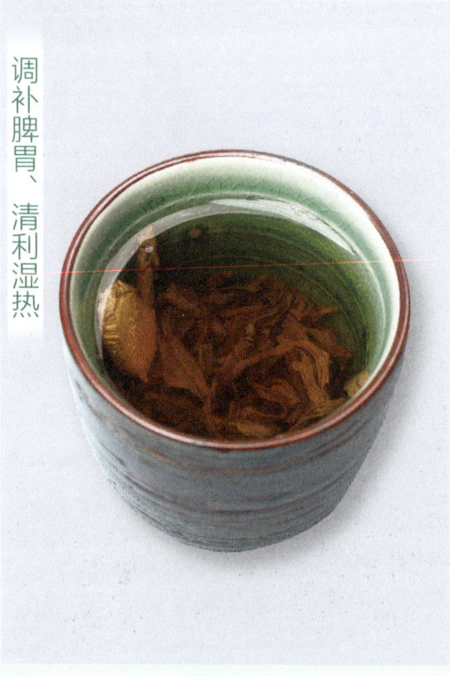

生姜绿茶饮

材料 生姜、绿茶各 10 克。

做法 生姜洗净，切片，与绿茶一起放入杯中，以沸水冲泡，温浸片刻即可。

用法 代茶饮，每日 1 次。

痛风间歇期的营养摄入原则

1 避免食用嘌呤含量高的食物，合理选用嘌呤含量中等的食物。肉类和海鲜要限制摄入量，而且要在种类上精挑细选，要选择嘌呤含量相对低的肉类和海鲜品种。蛋奶类、蔬果类和主食类基本与正常人饮食相同。

2 养成多喝水的习惯，戒酒。

3 饮食的目标是将血尿酸值长期控制在正常范围内，并控制热量摄入，保持正常体重。

4 减少油炸、煎制、卤制等烹饪方式，提倡肉类先煮后食用，尽量不喝汤。烹调以植物油为主，少用动物油。

5

三餐食物选择

食物类别	可食用
主食类	每天摄入谷薯类食物250~400克，其中薯类（土豆、红薯等）50~100克
肉蛋类	鸡蛋每天1个；猪瘦肉、鸡肉等可每周食用3~5次、每次40~75克
奶类	300毫升以上的牛奶或相当量的奶制品
蔬菜类	不少于500克，深色蔬菜（如紫甘蓝、胡萝卜）应占一半以上
水果类	200~350克，尽量选择低果糖的水果，如草莓、柚子、樱桃等

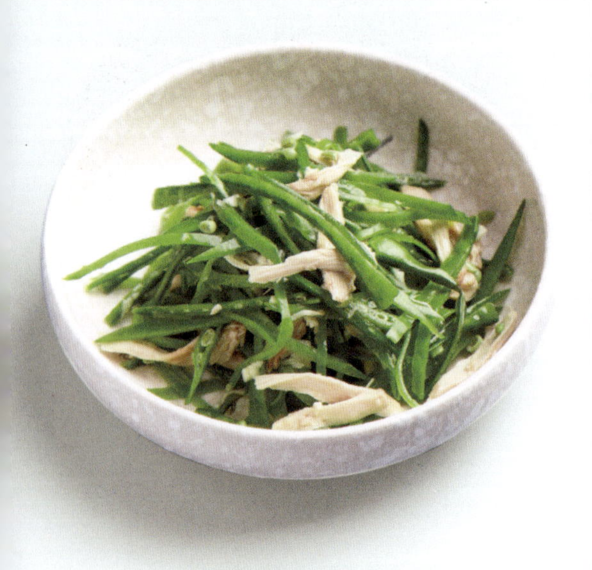

荷兰豆拌鸡丝

材料 鸡胸肉、荷兰豆各150克。

调料 蒜蓉、盐、橄榄油各少许。

做法

❶ 鸡胸肉洗净，煮熟冷却，撕细丝；荷兰豆洗净，放入沸水中焯熟，切丝备用。

❷ 将鸡丝、荷兰豆丝放入盘中，加入蒜蓉、盐、橄榄油拌匀即可。

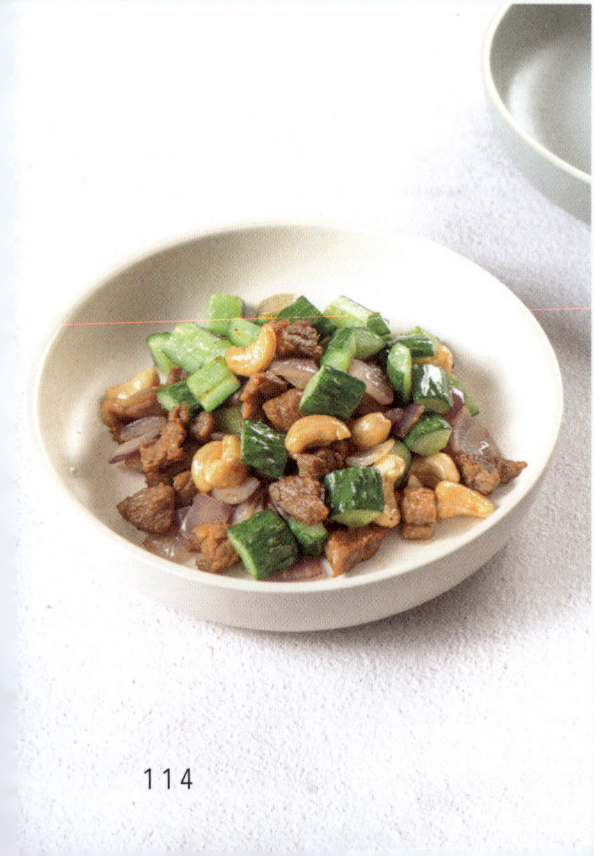

黄瓜腰果炒牛肉

材料 黄瓜、牛肉各100克，腰果20克，洋葱30克。

调料 米酒、酱油、姜汁、蒜末各适量，盐1克。

做法

❶ 牛肉洗净，切丁，用米酒、酱油、姜汁抓匀，腌30分钟；黄瓜、洋葱洗净，切丁。

❷ 锅内倒油烧热，炒香蒜末，放入牛肉丁翻炒，放入洋葱丁、黄瓜丁煸炒，倒入腰果，加盐调味即可。

土豆片炒柿子椒

材料 土豆300克，柿子椒200克。

调料 盐、酱油各适量。

做法

❶ 所有食材洗净，土豆去皮，切片；柿子椒去蒂除子，切片备用。

❷ 锅烧热，放少许油，放入土豆片翻炒2分钟，倒一些清水焖1分钟。

❸ 放入柿子椒片翻炒，加盐、酱油调味，翻炒均匀即可。

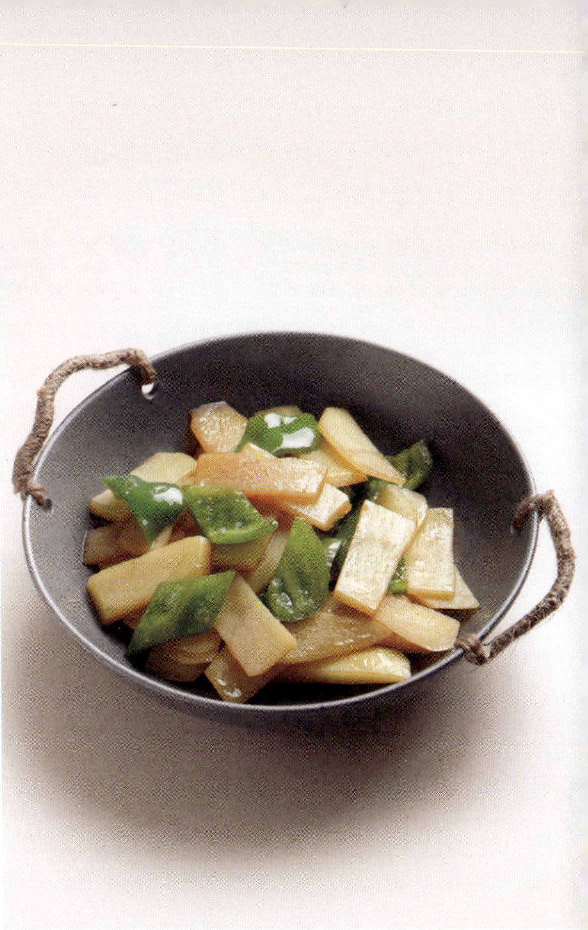

凉拌小油菜

材料 油菜200克。

调料 醋5克，香油3克，盐1克。

做法

❶ 油菜择洗干净，焯烫至熟。

❷ 将油菜放盘中，放入盐、醋拌匀，淋上香油即可。

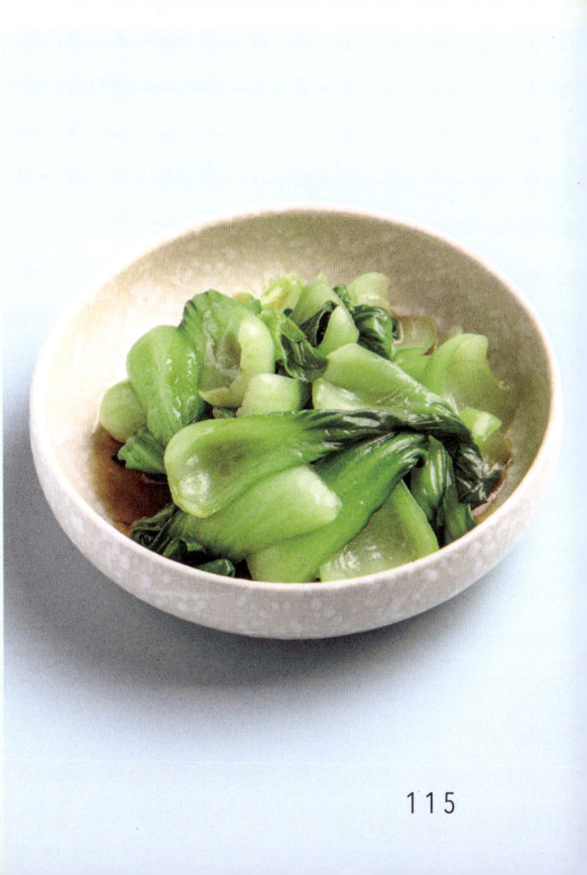

慢性痛风性关节炎期
——健脾益肾、化浊排毒

慢性痛风性关节炎期以健脾益肾、化浊排毒为主

急性痛风性关节炎反复发作或治疗不当，大多进展为慢性痛风性关节炎，痛风石在起病 10 年后出现，是病程进入慢性期的标志。慢性痛风性关节炎期治疗应以健脾益肾、化浊排毒为主。

慢性痛风性关节炎有哪些临床表现

1. 关节疼痛、肿胀：慢性痛风性关节炎的主要症状是关节炎引起的剧烈疼痛，通常在夜间或清晨开始发作，疼痛常呈急性发作，持续数天到数周不等。除第一跖趾关节，其他关节如脚踝、膝盖、手腕、指关节等也可能受累，出现肿胀、疼痛。

2. 皮肤症状：关节炎发作时，病区的皮肤可能会出现红、肿、热、痛。

3. 运动受限：由于关节疼痛和肿胀，患者的关节活动范围受限，难以进行正常的运动和活动。

4. 棘突：长期的高尿酸血症会导致尿酸盐结晶在关节周围沉积，形成棘突，这些棘突在 X 射线检查中可见。

5. 肾功能损害：持续高尿酸血症会引起尿酸盐结晶在肾脏内沉积，导致尿酸性肾病。患者可能出现血尿、蛋白尿和肾结石等肾功能损害的表现。

如果出现相关症状，建议尽早就诊，进行相关检查和治疗。

中医治法及精选验方：补肾定痛汤

方名：补肾定痛汤

来源：《宋贵杰教授治疗痛风性关节炎的经验》

组成：巴戟天 12 克，仙灵脾 12 克，生地黄 12 克，熟地黄 12 克，肉苁蓉 15 克，炒杜仲 12 克，白术 10 克，薏米 20 克，山药 20 克，桃仁 10 克，红花 10 克，丹参 15 克，赤芍 10 克，川牛膝 10 克，鸡血藤 12 克，海风藤 10 克。

用法：水煎分 2 次服用；或者研末，每次 9 克，每天 3 次冲服。

功效：补益脾肾，利湿化浊，活血通络。

解读：痛风在慢性期以脾肾亏虚尤为突出，选用补肾定痛汤治疗，方中的巴戟天、仙灵脾、生地黄、熟地黄、肉苁蓉、炒杜仲、白术、薏米、山药可以健脾益肾，扶正固本；方中的桃仁、红花、丹参、赤芍、川牛膝、鸡血藤、海风藤可以活血通络，散结止痛。

温馨提示：患者必须节制饮食，避免食用高嘌呤食物。避免饮酒、过度劳累和精神刺激。

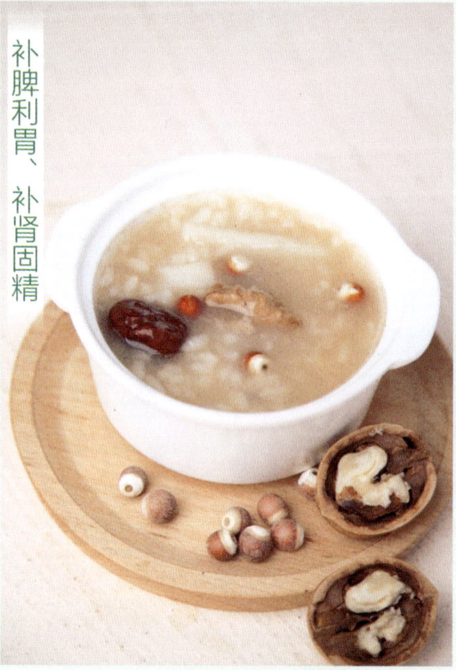

山药核桃仁粥

来源《成人高尿酸血症与痛风食养指南》

材料 山药50克，大米40克，核桃仁、芡实各6克，红枣2克。

做法 所有材料洗净，芡实浸泡1小时，红枣去核，山药去皮，切成细条。所有材料一起放入锅中熬煮成粥即可。

用法 早餐食用或佐餐食用，食用7~10天。

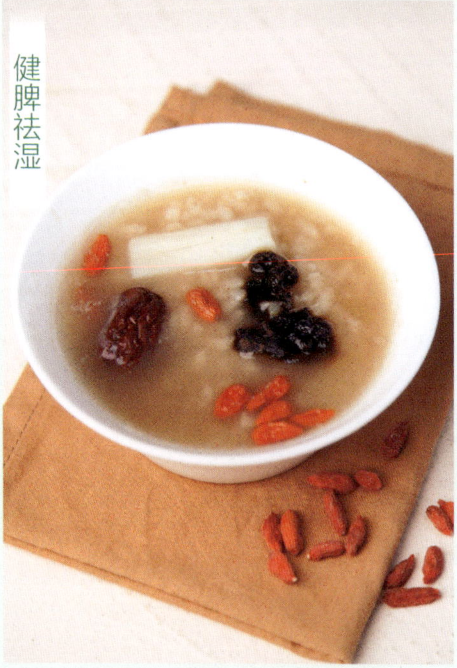

山药黄精粥

来源《成人高尿酸血症与痛风食养指南》

材料 山药30克，大米20克，黄精6克，枸杞子3克，红枣2克。

做法 所有材料洗净，山药去皮，切成细条。所有材料放入锅中熬煮成粥，快熟时加入枸杞子即可。

用法 早餐食用或佐餐食用，食用7~10天。

威灵仙蛋汤

祛风湿、通经络、止痹痛

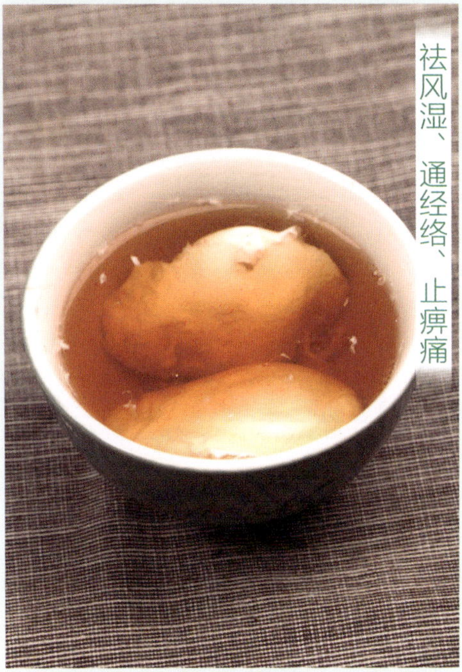

来源 民间偏方

材料 威灵仙 30 克，鸡蛋 2 个，红糖 5 克。

做法

❶ 威灵仙洗净，放入砂锅中，加水 200 毫升，以小火煎半小时去渣取汁。

❷ 另取锅，磕入鸡蛋，倒入药汁，加入红糖，以中火煮成蛋汤即可。

用法 每天服 1 剂，连服 2 天。

山药木耳炒莴笋

健脾化湿

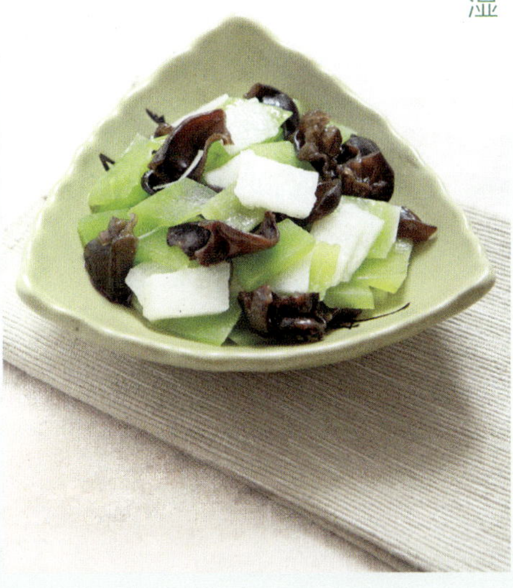

来源《成人高尿酸血症与痛风食养指南》

材料 莴笋 100 克，山药 30 克，水发木耳 20 克。

调料 盐适量。

做法

❶ 莴笋、山药洗净，去皮切片，水发木耳撕小朵，木耳、山药分别焯水。

❷ 热锅倒油，放入莴笋片、山药片、木耳翻炒，加盐调味即可。

用法 佐餐食用，食用 7～10 天。

调理茶饮方

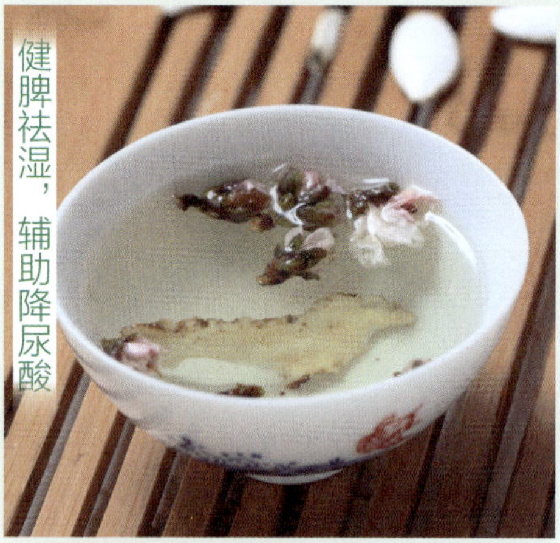

桃花冬瓜仁白芷茶

材料 桃花 4 克，冬瓜仁 5 克，白芷 3 克。

做法 所有材料一起放入杯中，冲入沸水，盖上盖子闷泡约 10 分钟即可。

用法 代茶频饮。

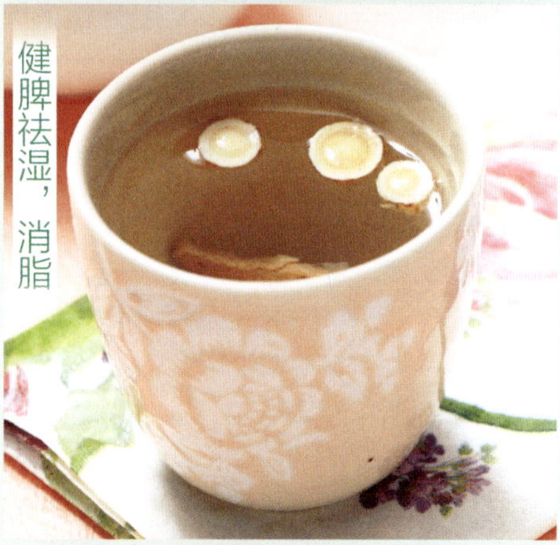

茯苓白术荷叶茶

材料 茯苓、薏米各 10 克，白术、荷叶各 6 克，陈皮 5 克。

做法 所有材料一起放入锅中，倒入适量清水，大火烧沸后，小火煎煮约 20 分钟即可。

用法 代茶频饮。

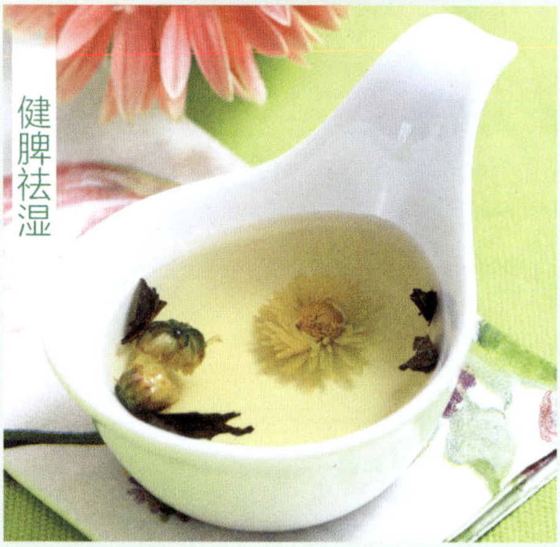

菊花薄荷茶

材料 菊花 10 克，干薄荷叶 3 克。

做法 所有材料一起放入杯中，冲入适量沸水，盖上杯盖闷 10~15 分钟即可。

用法 代茶频饮。

慢性痛风性关节炎期的营养摄入原则

1 限制总热量，防止超重或肥胖。每日摄入总热量应比正常人减少 10%~20%。

2 多吃蔬菜、低糖水果。除了蔬果以外，可以适量饮用苏打水，以促进尿酸排泄。

3 避免过多摄入含糖饮料，果糖可促进内源性尿酸生成。例如，蜂蜜虽然嘌呤低，但大部分是葡萄糖和果糖，所以要减少食用。

4 适当补充膳食补充剂，如 B 族维生素和维生素 C，可以促进尿酸盐的溶解，有利于缓解痛风。

5 多喝水。身体缺水，排尿自然减少，尿酸就容易滞留体内。睡前喝点水，可以防止在睡眠中尿浓缩，导致尿酸含量升高。

6 **三餐食物选择**

食物类别	宜选食物	忌选食物
蔬菜类	黄瓜、土豆、茄子、南瓜、洋葱、番茄、白菜、胡萝卜等	—
水果类	西瓜、草莓、猕猴桃、葡萄等	—
谷薯豆类	大米、燕麦、荞麦、高粱米、红薯等	—
蛋奶类	牛奶、酸奶、鸡蛋	—
菌藻类	海带、银耳、木耳	海苔、紫菜等
肉类	动物瘦肉、动物血	动物内脏、肥肉、鸡皮、香肠、腊肠等

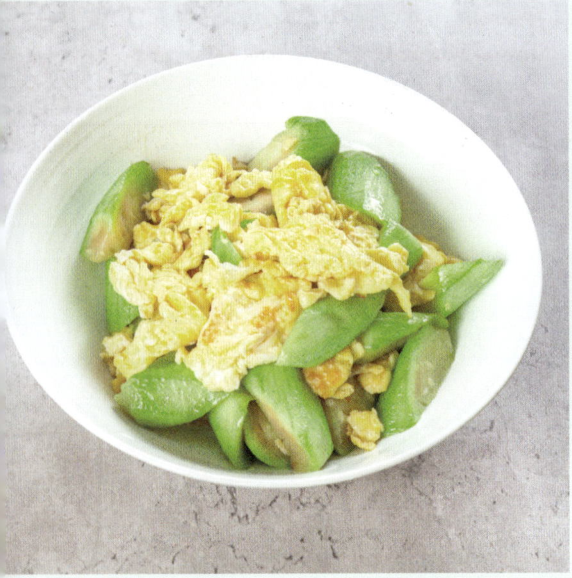

丝瓜炒鸡蛋

材料 丝瓜 200 克，鸡蛋 2 个。

调料 盐 1 克。

做法

❶ 丝瓜洗净，去皮，切滚刀块；鸡蛋打散。

❷ 锅内倒油烧至六成热，倒入鸡蛋液，炒成鸡蛋块，盛出。

❸ 锅留底油，放入丝瓜块翻炒，加少许水，炒至丝瓜块成透明状，倒入鸡蛋块，加盐翻炒均匀即可。

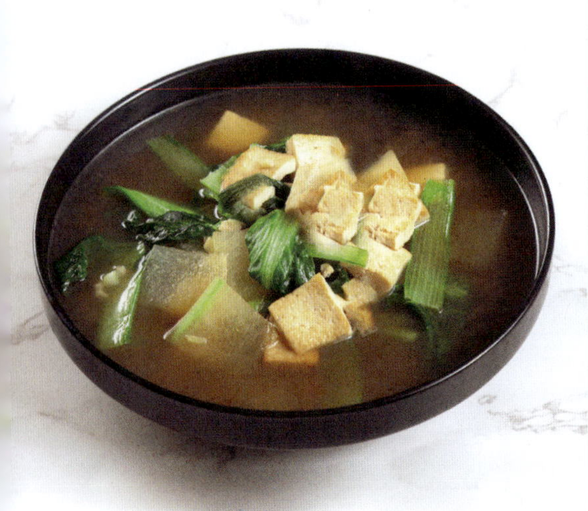

冬瓜小白菜豆腐汤

材料 小白菜、冬瓜各 100 克，豆腐 50 克。

调料 盐 1 克，姜末、蒜末、生抽各适量。

做法

❶ 小白菜洗净，切小段；冬瓜去皮去子，洗净，切片；豆腐洗净，切厚片。

❷ 锅内倒油烧热，放入姜末、蒜末爆香，放入豆腐片翻炒，加入冬瓜片、生抽翻炒均匀，加适量水大火煮沸。

❸ 待冬瓜片变软，加入小白菜段煮熟，加盐调味即可。

双花炒木耳

材料 西蓝花、菜花各150克，胡萝卜60克，猪瘦肉150克，水发木耳30克。

调料 蒜片、蚝油各适量。

做法

1. 猪瘦肉洗净，切片；西蓝花、菜花洗净，掰成小朵；胡萝卜洗净，去皮，切菱形片；木耳洗净，撕成小朵。
2. 西蓝花、菜花、胡萝卜片、木耳分别焯水。
3. 锅置火上，倒油烧至六成热，放入蒜片炒出香味，加入肉片，待肉片炒至七成熟，将西蓝花、菜花、胡萝卜片、木耳倒入锅中，翻炒至熟，加蚝油炒匀即可。

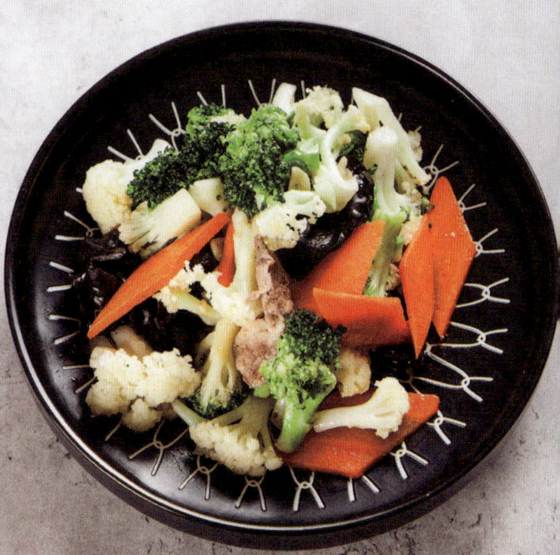

营养小贴士

牛肉含有丰富的蛋白质，有助于提高机体抗病能力，适合慢性痛风性关节炎期的营养补给。

柿子椒炒牛肉片

材料 牛瘦肉150克，柿子椒300克，胡萝卜90克。

调料 花椒粉、淀粉、香油、酱油、盐各适量。

做法

1. 牛瘦肉用水冲洗一下、切片；柿子椒洗净，去蒂及子，切片；胡萝卜洗净，去皮切片。
2. 牛瘦肉片加花椒粉、淀粉、香油和酱油抓匀，腌15分钟。
3. 锅置火上，倒入适量油烧热，下入牛肉片煸熟，放入柿子椒片和胡萝卜片炒至断生，加盐调味即可。

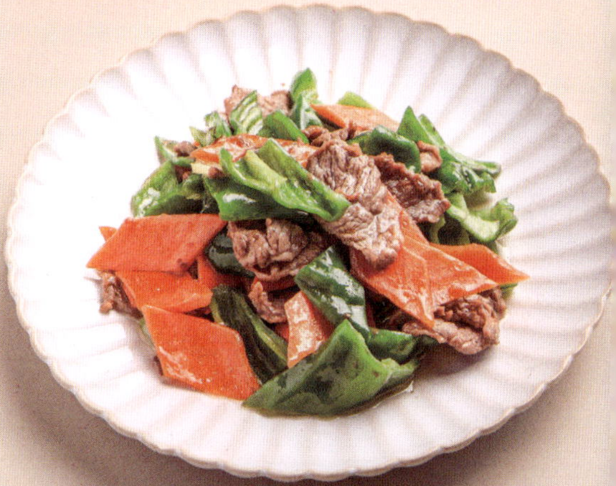

急性痛风性关节炎期——清热利湿、解毒祛瘀

急性痛风性关节炎期以清热利湿、解毒祛瘀为主

中医认为，痛风急性发作主要是因湿、热、毒、瘀痹阻关节所致，所以治疗原则应以清热利湿、解毒祛瘀为主。

痛风好发于肥胖人群，急性发作多表现为关节突发红、肿、热、痛，常以第一跖趾关节受累，即所谓“高（即膏）梁（即粱）之变，足生大丁”。

急性痛风性关节炎期的临床表现

1

突然起病，关节剧痛，呈撕裂样、刀割样或咬噬样，难以忍受，数小时内出现受累关节的红、肿、热、痛和功能障碍。

2

单侧第一跖趾关节最常见，其余为踝、膝、腕、指、肘关节。

3

发作多于数天或2周内自行缓解，受累关节局部皮肤脱屑和瘙痒。

4

可伴高尿酸血症，但部分患者急性发作时血尿酸水平正常。

急性痛风性关节炎期的常用方剂

推荐方剂

白虎加桂枝汤

来源《金匮要略》

组成： 石膏、知母、甘草、粳米、桂枝。

功效： 具有清热通络、祛风除湿的功效。

适用范围： 适用于急性痛风性关节炎期，有助于缓解关节红肿热痛等症状。

上中下通用痛风汤

来源《汤头歌诀》

组成： 黄柏、苍术、桂枝、防己、威灵仙等。

功效： 清热解毒、行气活血、利水祛湿、化瘀止痛。

适用范围： 可用于治疗痛风急性发作，有助于减轻关节疼痛和肿胀。

四妙丸

来源《丹溪心法》

组成： 黄柏、苍术、牛膝、薏米。

功效： 清热利湿、通筋利痹。

适用范围： 适用于急性痛风性关节炎发作期或缓解期，有助于改善关节炎症和减轻疼痛。

宣痹汤

来源《温病条辨》

组成： 防己、杏仁、连翘、栀子、半夏、滑石等。

功效： 清热祛湿、通络止痛。

适用范围： 适用于痛风急性发作，有助于降低痛风复发的次数。

精选食养药膳方

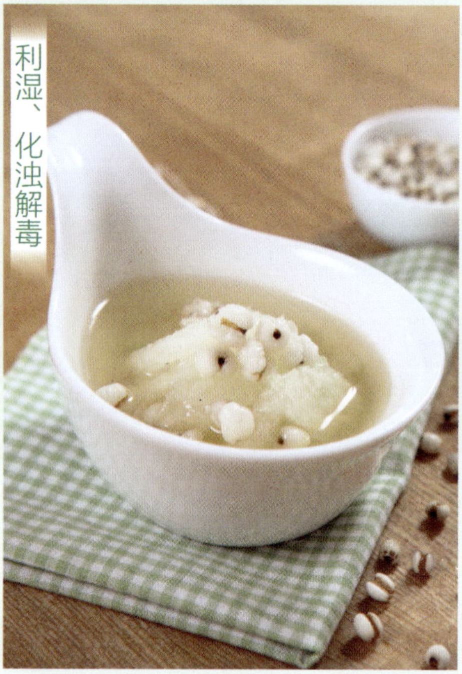

冬瓜薏米豆腐汤

来源《成人高尿酸血症与痛风食养指南》

材料 豆腐50克，冬瓜100克，薏米10克。

调料 盐适量。

做法 冬瓜洗净，去皮切块，豆腐切块，薏米浸泡1小时。将薏米煮20分钟，放入冬瓜块、豆腐块煮10分钟，加盐调味即可。

用法 佐餐食用，食用7~10天。孕妇慎用。

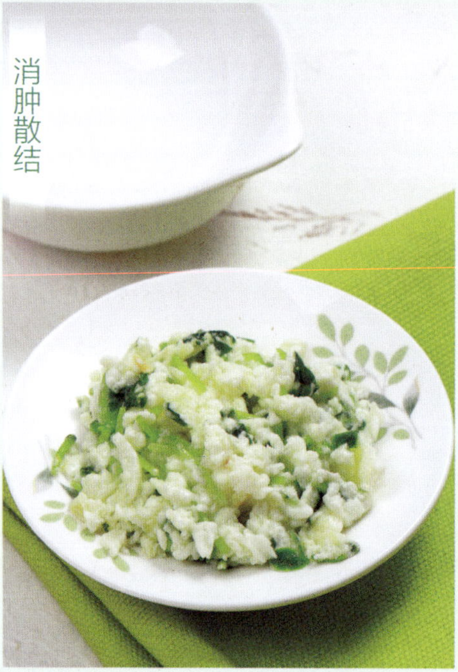

马齿苋炒鸡蛋

来源《成人高尿酸血症与痛风食养指南》

材料 鲜马齿苋60克，鸡蛋1个。

调料 盐、料酒各适量。

做法 马齿苋洗净，鸡蛋打散加入马齿苋调匀，加盐、料酒调味。锅中放油烧热，加入马齿苋、鸡蛋液，快速翻炒至熟即可。

用法 佐餐食用，食用7~10天。

菊苣蔬菜饼

来源《成人高尿酸血症与痛风食养指南》

材料 面粉 60 克，胡萝卜 20 克，菊苣粉 15 克。

做法 胡萝卜洗净去皮，加适量水打汁；面粉、菊苣粉加胡萝卜汁揉成团，搓成长条，切段，按成饼，上锅蒸 30 分钟至熟即可。

用法 早餐食用或佐餐食用，食用 7~10 天。

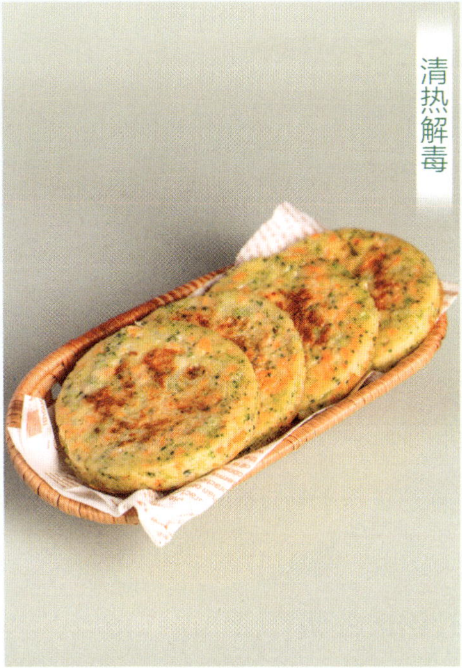

马齿苋金银花薏米粥

来源《成人高尿酸血症与痛风食养指南》

材料 马齿苋 15 克，大米 60 克，薏米 9 克，金银花 6 克。

做法 金银花煮水备用；薏米浸泡 1 小时，与洗净的大米、马齿苋，加入金银花水共煮粥即可。

用法 早餐食用或佐餐食用，食用 7~10 天。孕妇慎用。

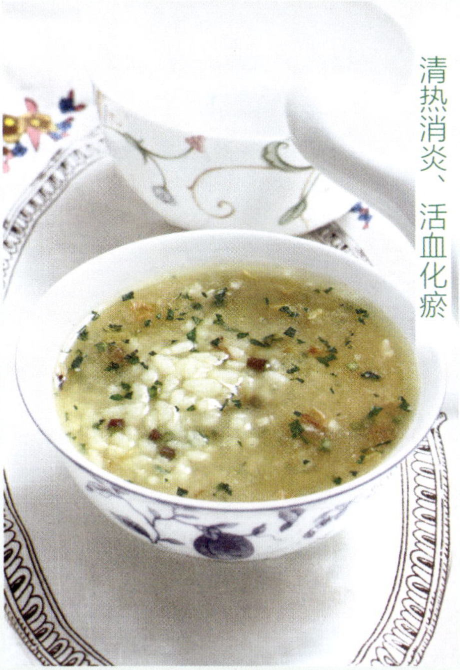

推荐外用偏方

芦荟叶肉贴敷

来源《中国民间疗法》

材料 新鲜木立芦荟叶 3～4 厘米。

用法 取新鲜木立芦荟叶，从中间剖开，用干净的木梳划去叶肉面黏稠的汁液，敷于肿痛处，用纱布包裹，外用胶布固定。24 小时更换 1 次。

功效 清热利湿、活血化瘀。

主治 急性痛风性关节炎。

双柏散外敷

来源《中国中医急症》

材料 侧柏叶、大黄各 60 克，黄柏、薄荷、泽兰各 30 克。

用法 将上述药材打成粉末，用开水和蜂蜜调和成糊状。用生理盐水棉球擦洗患处，将药糊平摊在医用胶布上，薄厚适中，放入微波炉中加热 1 分钟，待温敷在患处，每日 1 次。

功效 清热解毒、消肿止痛、活血化瘀。

主治 急性痛风性关节炎。

特效茶饮方

薄荷银花茶

材料 金银花、菊花各 12 克，薄荷 9 克。

做法 金银花、菊花放入锅中，加适量水煮沸，下入薄荷煮 5 分钟即可。

用法 代茶饮，每日 1 次。

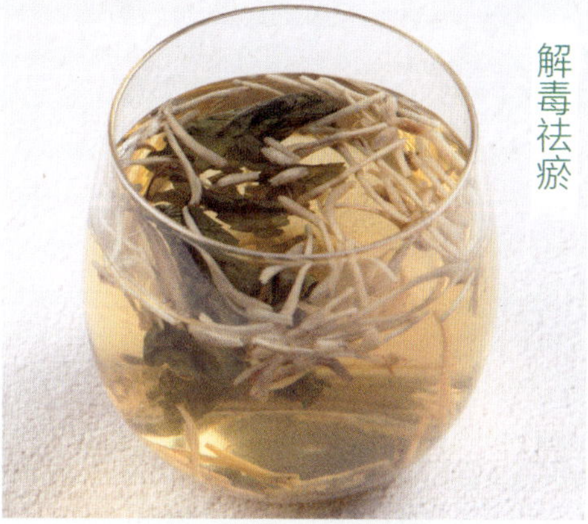

茯苓菟丝子茶

材料 茯苓 15 克，菟丝子、芡实各 10 克，枸杞子 5 克。

做法 所有材料洗净，放入杯中，冲入沸水，盖盖闷泡约 15 分钟即可。

用法 代茶饮，每日 1 次。

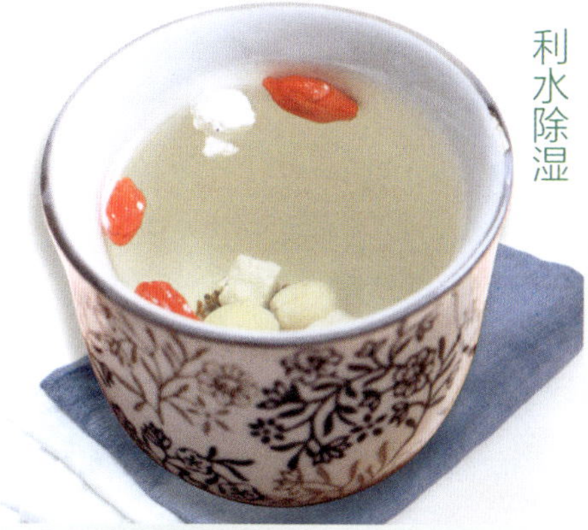

连翘金银花茶

材料 金银花、连翘各 5 克。

做法 金银花、连翘洗净，放入杯中，冲入沸水，泡 3 分钟左右即可。

用法 代茶饮，每日 1 次。

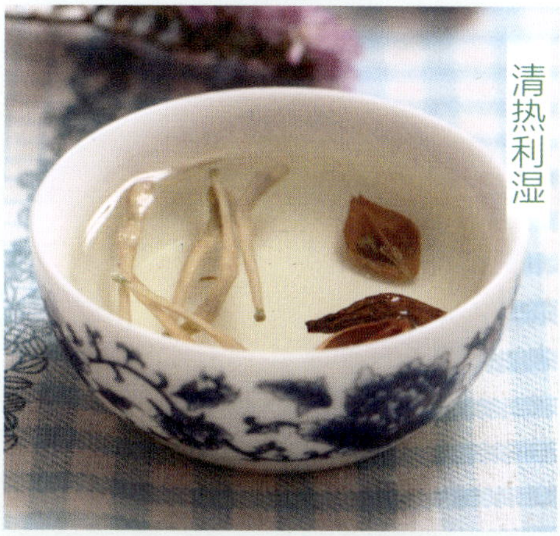

急性痛风性关节炎期的营养摄入原则

1 选择低嘌呤食物，此时不宜摄入肉类和鱼类，应以牛奶和鸡蛋作为蛋白质的主要来源，也可以适量吃些豆腐。

2 主食注意不要过量，以免热量超标，同时注意粗细搭配。

3 限制脂肪的摄入量，烹调建议用植物油。

4 选择含钾量高的食物。菠菜、香蕉、圆白菜、油菜等食物含有丰富的钾，具有利水消肿的功效，有助于加快体内尿酸的排出。

5

三餐食物选择

食物种类	宜选食物	忌选食物
蔬菜类	白萝卜、胡萝卜、黄瓜、番茄、白菜、芹菜等	—
水果类	苹果、梨、西瓜、草莓等	—
谷薯豆类	大米、土豆、山药、苏打饼干等	—
蛋奶类	鸡蛋、牛奶等	—
菌藻类	木耳等	海苔、紫菜等
肉类	动物血等	动物内脏、红肉、肉汁、肉汤等
水产类	海蜇等	青鱼、鲅鱼、草鱼等

居家食养三餐推荐

玉米苦瓜鸡蛋煎饼

材料 苦瓜150克，玉米粉、小麦粉各30克，鸡蛋2个。

调料 盐、胡椒粉各适量。

做法

❶ 鸡蛋打散；苦瓜洗净，切薄片，沸水焯过，备用。

❷ 碗内倒入玉米粉和小麦粉，倒入打散的蛋液，搅拌均匀，加盐和胡椒粉，将苦瓜片倒在面糊里搅拌均匀。

❸ 起锅放油，烧至七成热时将面糊倒进锅内煎至两面金黄即可。

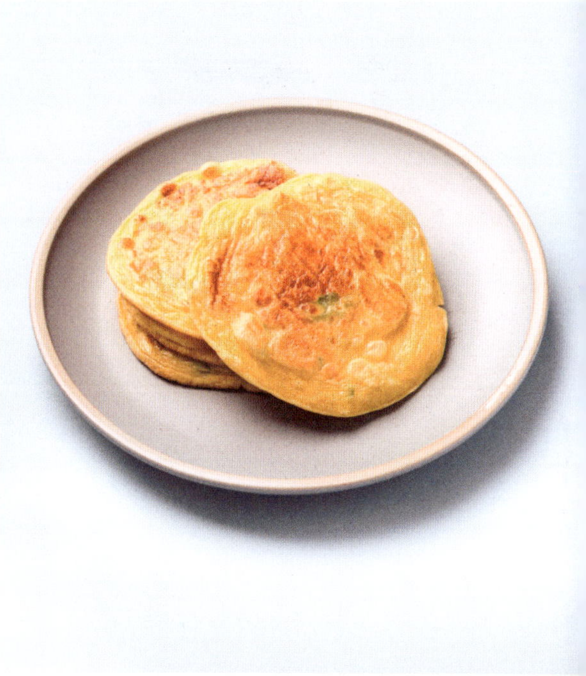

南瓜腰果汤

材料 南瓜150克，腰果30克。

做法

❶ 南瓜洗净，去皮后切小块；腰果提前泡30分钟备用。

❷ 锅内倒水置于火上，倒入腰果，待煮沸后倒入南瓜块，再次沸腾时转小火煮10～15分钟至南瓜变软烂即可。

营养小贴士

腰果富含维生素B_1，同南瓜煲汤有助于补充体力、消除疲劳。

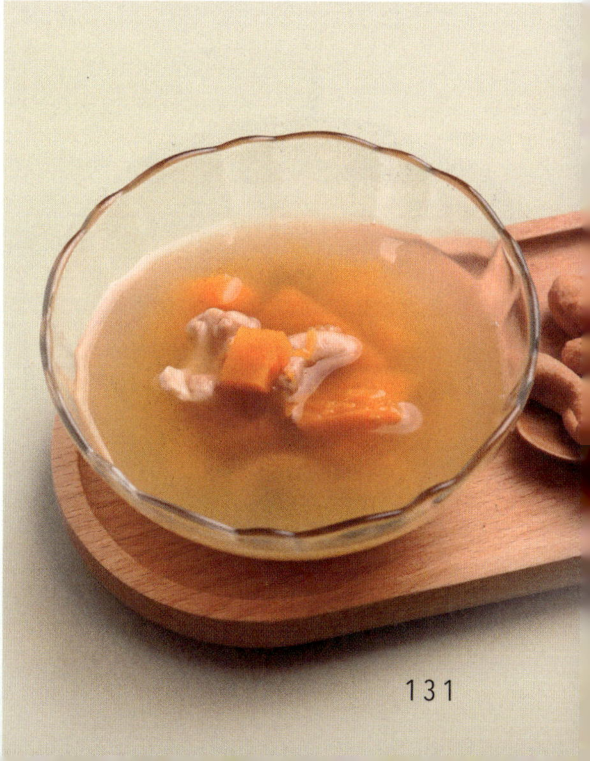

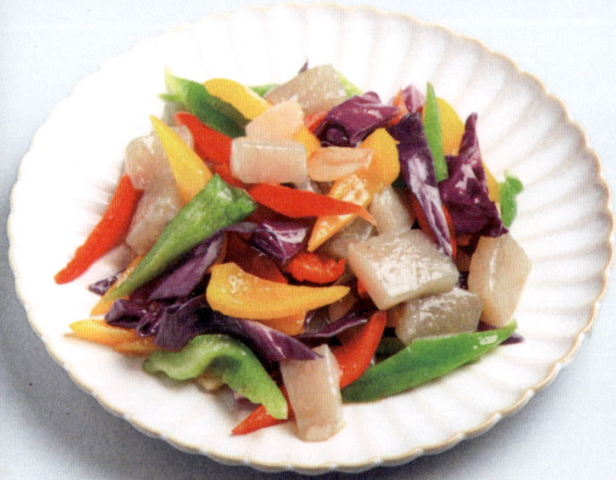

时蔬炒魔芋

材料 魔芋豆腐300克，紫甘蓝30克，柿子椒、红彩椒、黄彩椒各20克。

调料 蒜片少许，盐适量。

做法

❶ 魔芋豆腐洗净，切片，放沸水中焯烫，捞出沥干；柿子椒、红彩椒、黄彩椒和紫甘蓝分别洗净，切条。

❷ 锅内倒油烧至七成热，放入蒜片炒至微黄，放魔芋豆腐片翻炒均匀。

❸ 加入柿子椒条、红黄彩椒条、紫甘蓝条翻炒2分钟，加盐调味即可。

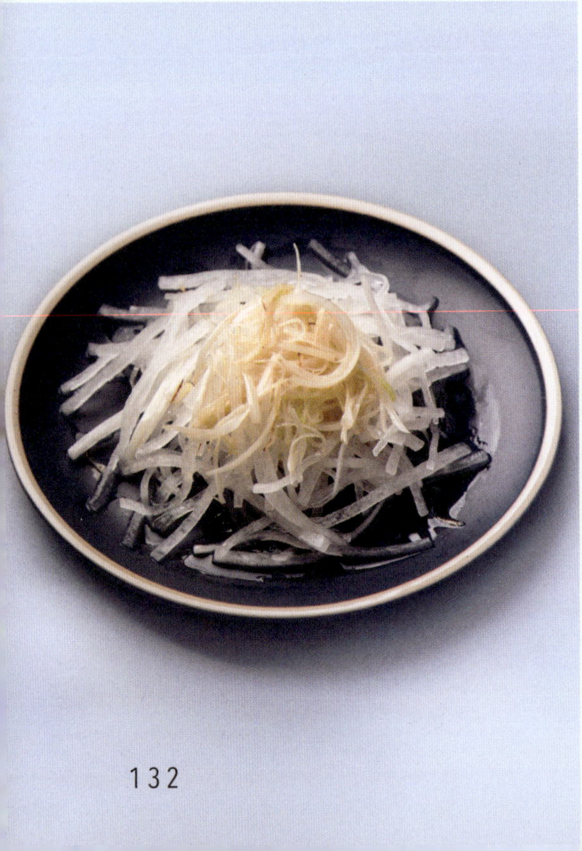

葱油萝卜丝

材料 白萝卜300克，大葱60克。

调料 盐2克。

做法

❶ 白萝卜洗净，去皮，切丝，用盐略腌，沥水，挤干；大葱洗净，切丝。

❷ 锅置火上，倒油烧至六成热，下葱丝炸出香味，浇在萝卜丝上拌匀即可。

营养小贴士

白萝卜嘌呤含量低，凉拌食用有助于利尿消肿，也不用担心引起尿酸升高。

第五章

顺应四季调养五脏，痛风不再扰

春季：疏肝解郁，降尿酸

春季尿酸升高的主因：肝血少而火旺

春天，人的肝气也会开始变得旺盛，开始排秋冬藏于体内的浊气，肝气旺，容易肝旺化火，所以春天是调养肝脏的好时期。对于肝脾肾正气亏虚的痛风患者来说，更要重视养肝护肝。

Q1

为什么痛风要从肝论治？

肝的疏泄功能正常，脾胃的升清降浊功能才能有度，气血生化有源，水谷精微生成输布正常，人体内不会滋生痰浊，身体气血津液代谢正常，则不会产生痹症。

Q2

养肝护肝和排尿酸有什么关系？

尿酸是嘌呤的代谢产物，身体在新陈代谢的过程中，细胞衰老死亡会产生很多嘌呤。

大部分的嘌呤都在肝脏中经过氧化代谢变成尿酸，这个过程主要有两种酶的参与：一种是促进尿酸生成的酶，另一种是抑制尿酸生成的酶，二者之间保持动态平衡。

如果肝脏功能受损，导致促尿酸生成的酶过高，就会引起体内尿酸升高。护肝有助于改善肝脏功能，维持正常的嘌呤代谢。

养肝、护肝防痛风食疗方

百合雪梨汤

材料 雪梨1个，百合10克，冰糖适量。

做法 雪梨洗净，切块；百合洗净。锅中加水，放入雪梨块、百合，大火烧开后转小火煮30分钟，加冰糖至化开即可。

功效 百合可以清肝火、排肝毒。雪梨有清心润肺的功效，二者煮汤可以养肝、护肝。

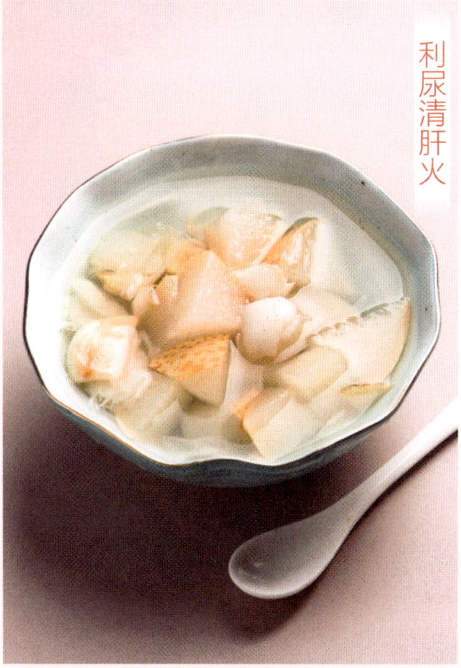

菊花粥

材料 大米100克，菊花10克。

做法

❶ 菊花洗净；大米洗净，用水浸泡30分钟。

❷ 锅内加适量清水烧开，放入大米，大火煮开后转小火煮30分钟，至粥黏稠，加菊花煮10分钟即可。

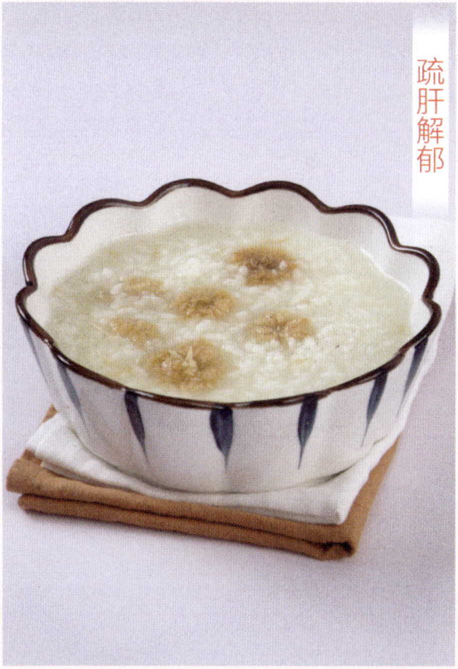

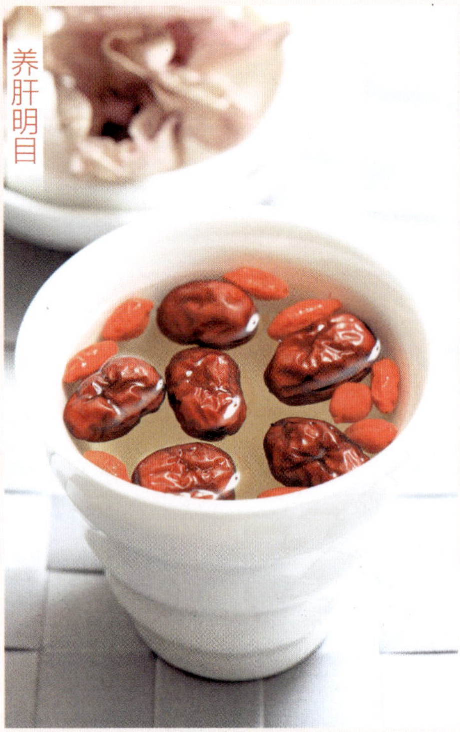

红枣枸杞茶

材料 红枣 10 克，枸杞子 5 克。

做法

❶ 红枣、枸杞子分别洗净。

❷ 锅内加适量水，放入红枣和枸杞子，大火煮沸，转小火焖 5 分钟即可。

功效 本茶可以养肝明目、健脾养胃。可用于调理痛风患者因肝肾亏虚引起的头晕目眩、腰膝酸软等症状。

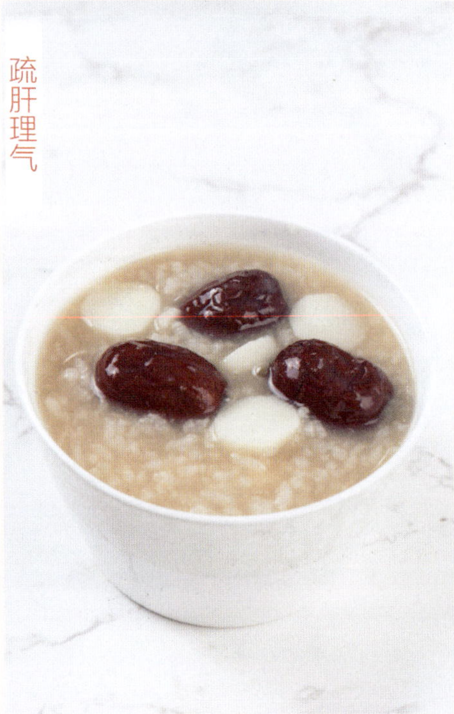

陈皮山药佛手粥

材料 大米 100 克，佛手、山药各 15 克，陈皮 10 克，红枣 3 枚。

做法

❶ 佛手洗净，撕开，陈皮洗净，将二者放入锅中，加水煎取药汁；山药洗净，去皮，切片；大米、红枣洗净。

❷ 将大米、山药片、红枣放入沸水中，大火烧开，再转用小火熬煮成粥，待粥快熟时加入药汁，再煮数沸即可。

功效 陈皮可以理气健脾、燥湿化痰；佛手可以疏肝解郁、理气和中。二者与可以补脾益气的山药、红枣一起食用，有助于和胃化痰、疏肝理气。

疏肝健脾穴位按摩

按揉肝俞穴

取穴原理： 调和全身气血，改善内分泌，提高新陈代谢。

主治功效： 疏肝理气、行气止痛。主治胁痛、胃痛、癫狂、痫症、脊背痛、脂肪肝、慢性肝炎、胆囊炎等。

操作方法： 用拇指指腹按揉肝俞穴5~10分钟。

取穴技巧： 肝俞穴位于人体的背部脊柱旁，第九胸椎棘突下，旁开1.5寸处。

按揉丰隆穴

取穴原理： 丰隆乃足阳明胃经之络穴，可健脾利湿、化痰消脂、培元固本。

主治功效： 健脾利湿、化浊通络。主治咳嗽、气喘、头痛、眩晕、下肢水肿等。

操作方法： 用拇指或食指指腹稍用力按揉丰隆穴3~5分钟，以有酸胀感为度。

取穴技巧： 位于外踝尖上8寸，胫骨前缘外侧1.5寸处。

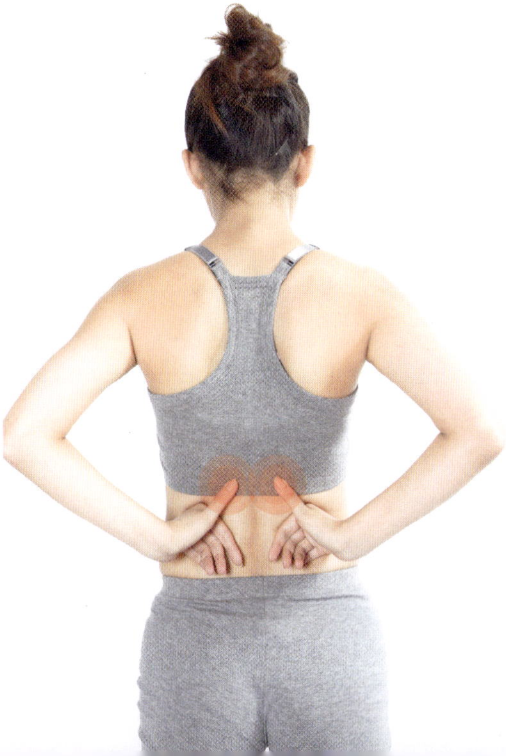

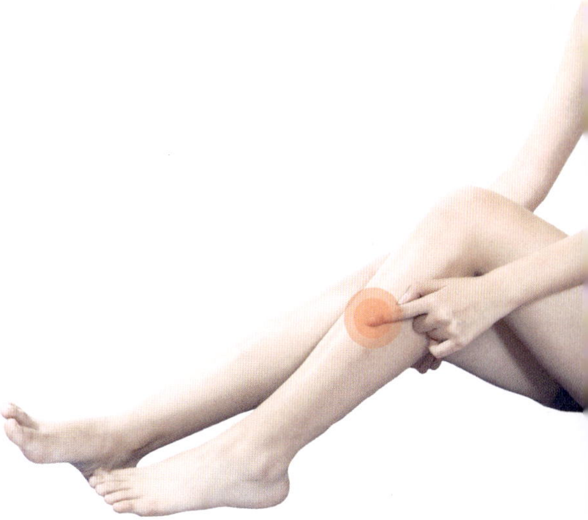

夏季：清心祛湿，平稳控尿酸

夏季尿酸升高的主因：心脾湿热

中医认为脾喜燥恶湿，夏季多雨潮湿，容易加重体内湿气。所以对于尿酸高、痛风者来说，夏季养生要以健脾祛湿为主。夏季是一年中气温最高的季节，人的心气最容易耗损，除了健脾之外，还要注意养心神，养护人体内的阳气，提升心气，在饮食、起居要避免贪凉，以免损伤阳气而发病。

为什么痛风患者夏季养心很重要

中医认为，“暑易伤气”“暑易入心”，容易出现心悸、头晕目眩、烦躁等症状，夏季是心脏病的高发期。

对于痛风患者而言，心脏养护更为重要。据相关研究发现，痛风易引发缺血性心脏病，如心肌缺血、心肌梗死等。因为痛风患者体内尿酸高，如果尿酸一直得不到控制，就会使尿酸盐结晶沉积在冠状动脉上，导致冠状动脉硬化，使血液流通受阻，最终引起心肌缺血、心肌梗死等。

痛风患者如何在夏季养心

No.1 适量运动

可以在清晨较凉爽时，做些强度适中的运动，如慢跑、打太极拳等。切忌在烈日下锻炼。

No.2 防暑降温

夏季炎热，人体出汗多。从中医角度来说，汗为心液，汗血同源，大汗易伤心阳、心阴。所以，夏季应避免出汗过多，注意防暑降温。

No.3 合理作息

午时（11：00~13：00）心经当令，是养心的关键时刻。午睡不但可以补足睡眠，还可以改善疲劳、增强体力，减少心绞痛、冠心病等的发病风险。

清心祛脾湿食疗方

甘麦红枣粥

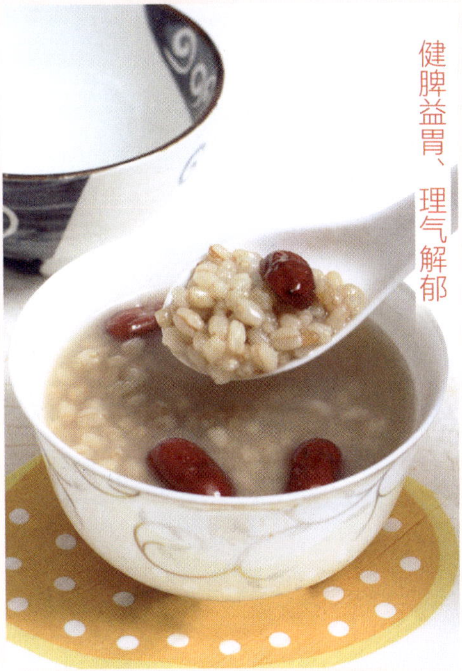

材料 麦仁50克，甘草15克，红枣10克。

做法

❶ 麦仁、甘草分别洗净，麦仁用水浸泡4小时；红枣洗净，去核。

❷ 锅内放入甘草和清水，熬煮20分钟，去渣取汁。将甘草汁倒入锅内，加麦仁、红枣，熬煮30分钟即可。

功效 甘麦红枣粥具有健脾益胃、理气解郁的功效，适合气郁体质者食用。

桂圆莲子粥

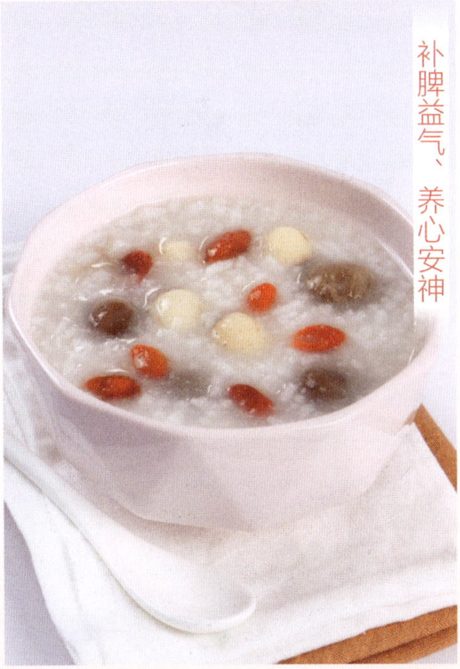

材料 芡实50克，薏米40克，桂圆肉30克，莲子、百合、沙参、玉竹各20克，红枣10克。

调料 冰糖适量。

做法

❶ 薏米洗净，放入清水中浸泡3小时；其他材料洗净备用。

❷ 锅中放入芡实、薏米、莲子、红枣、百合、沙参、玉竹，加适量清水，大火煮沸，转至小火慢煮1小时，加入桂圆肉煮15分钟，加冰糖至其化开即可。

功效 桂圆莲子粥具有补脾益气、养心安神、健脾养胃的功效，对于消化不良、失眠、健忘等症有一定的辅助改善作用。

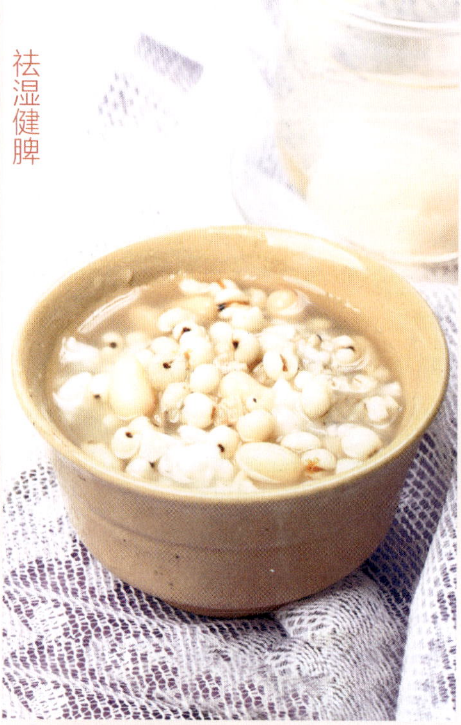

白扁豆薏米粥

材料 薏米 60 克，白扁豆 20 克，大米 30 克。

做法

1. 白扁豆洗净，浸泡 4 小时；薏米洗净，浸泡 3 小时；大米淘洗干净。
2. 锅置火上，加适量清水烧开，下入白扁豆、薏米和大米，大火烧开，转小火煮至米豆熟烂即可。

功效 白扁豆可辅助调养暑湿吐泻，常用于化湿消暑。在阴雨潮湿的天气，喝此粥可祛湿健脾。

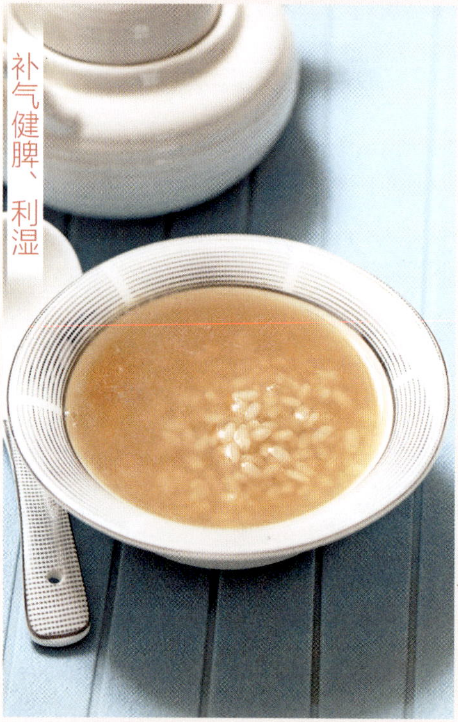

党参茯苓白术粥

材料 党参 15 克，白术 12 克，茯苓 12 克，炙甘草 6 克，大米 50 克。

做法

1. 将党参、白术、茯苓、炙甘草分别洗净，用清水浸泡 1 小时，煎取药汁，滤出药液，再加水煎 20 分钟，去药渣，合并 2 次药液；大米淘洗干净。
2. 锅置火上，加入药汁和适量清水，放入大米煮至成粥即可。

功效 这道养生粥膳具有补气健脾、宁心安神及利湿的作用，适合脾虚夹湿、气虚乏力等人群食用。

养心健脾穴位按摩

按揉劳宫穴

取穴原理： 按揉劳宫穴，可以通畅气血、清心醒脑。

主治功效： 清泻火热、祛风通络、开窍醒神。主治失眠、胸闷心悸、神经衰弱、情绪不稳等。

操作方法： 用食指指腹按揉劳宫穴3～5分钟，按揉至有酸胀感为宜。

取穴技巧： 位于手掌心的凹陷处，第二、三掌骨之间偏于第三掌骨，握拳时中指尖所指处。

按揉天枢穴

取穴原理： 天枢穴是人体胃经上的要穴，它不仅是气血和津液的通道，也是连接上焦和下焦的枢纽。经常刺激天枢穴可以起到健脾和胃、通调肠腑的作用。

主治功效： 理气止痛、活血化瘀、清利湿热。主治腹痛、腹胀、便秘、水肿、月经不调等。

操作方法： 用拇指按揉天枢穴，50～100次。

取穴技巧： 在上腹部，横平脐中，前正中线旁开2寸处。

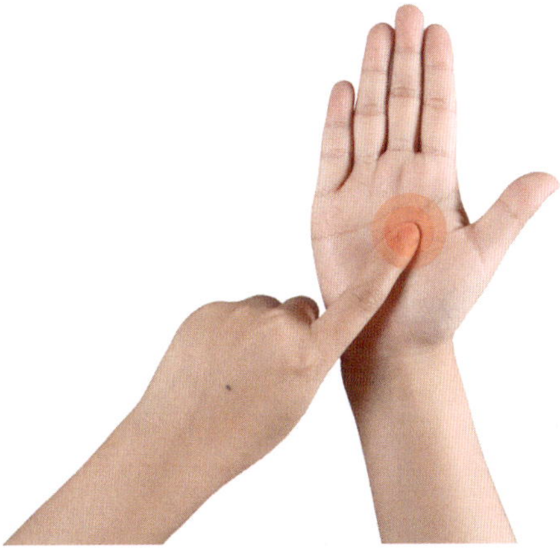

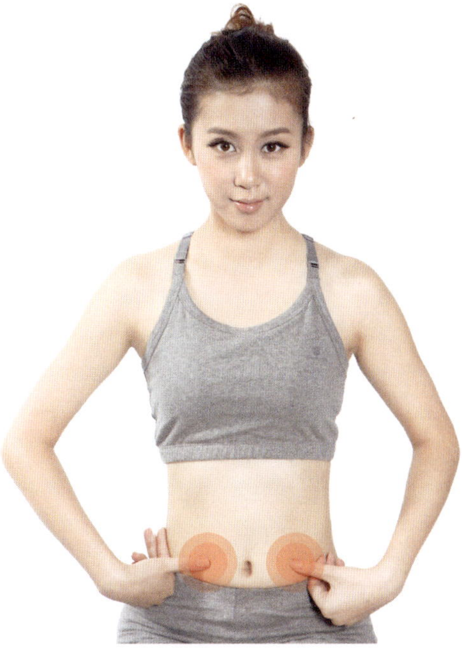

秋季：提防燥气伤身，不让尿酸堆积

秋季尿酸升高的主因：肺燥气虚

中医认为，秋季暑热未退，加之雨水相对减少，气候干燥，容易导致燥邪犯肺，所以秋季是呼吸道疾病的高发季节。因此，秋天养好肺，增强抵御外邪的力量，痛风也就不易发作。

肺燥气虚为什么容易导致尿酸代谢慢

肺燥气虚会导致机体代谢能力下降，尿酸的排泄也会受到影响。一般情况下，代谢功能正常，身体可以及时排泄尿酸。而当代谢功能出现紊乱，就会导致嘌呤物质无法正常代谢，从而转化成尿酸，堆积在体内。

如何判断自己肺气虚

No.1 少气、乏力

肺气虚多由久病体虚、长期过度劳累等因素导致，肺气不足会影响身体的气血运行，当气血运行不畅时，会引起少气、乏力的症状。

No.2 咳嗽

肺气不足容易使水液在体内形成痰湿，阻塞气道，出现咳嗽、咳痰的症状。

No.3 气促、胸闷

肺气虚会导致肺功能受损，影响气体的正常交换，因此会出现气促、胸闷的症状。

除以上常见症状表现外，还可能出现虚汗、舌淡苔白等症状。

补气润肺防痛风食疗方

花生百合莲藕粥

材料 鲜百合 40 克，花生米 30 克，莲藕、大米各 100 克。

做法

1. 鲜百合洗净、剥开；莲藕洗净去皮，切块；大米洗净，用水浸泡30分钟；花生米洗净。
2. 锅内加适量清水烧开，加入大米和花生米，大火煮沸转小火煮 20 分钟，加莲藕块继续煮 15 分钟，加鲜百合再煮 5 分钟即可。

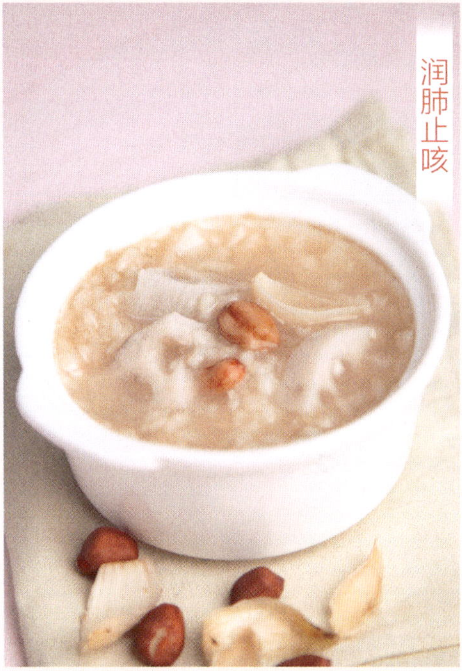

银耳猕猴桃羹

材料 猕猴桃 200 克，干银耳 5 克，鲜莲子 60 克。

调料 冰糖适量。

做法

1. 猕猴桃去皮，切丁；莲子洗净；银耳用水泡发2小时，去蒂，撕成小朵。
2. 锅内放水，加入银耳，大火烧开，加入莲子，转小火熬煮40分钟。
3. 加入适量冰糖，倒入猕猴桃丁，搅拌均匀即可。

功效 此汤羹有润肺防燥、增强食欲的功效。

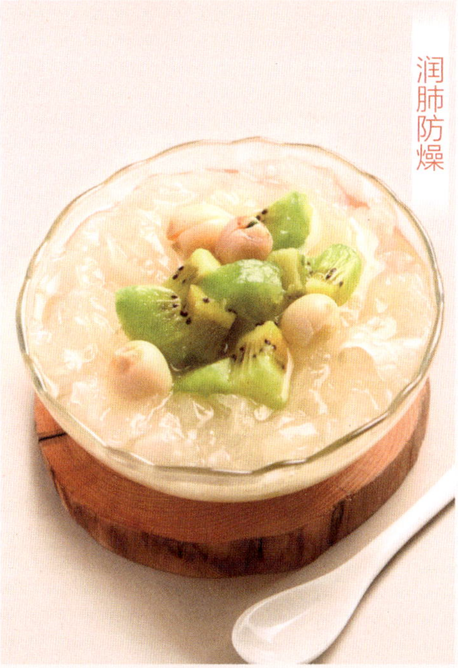

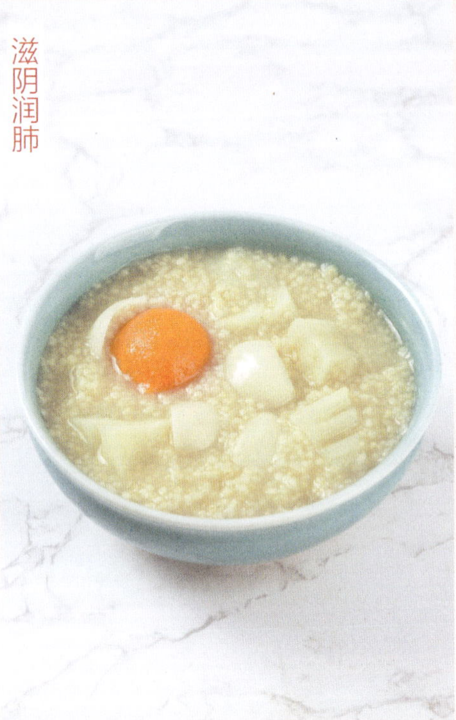

鲜藕百合枇杷粥

材料 莲藕50克，鲜百合、枇杷各30克，小米70克。

做法

❶ 小米洗净；鲜百合洗净、剥开；莲藕洗净，去皮切块；枇杷洗净，去皮除核。

❷ 锅内加适量清水烧开，加入莲藕块和小米，大火煮开后转小火煮30分钟，加入百合、枇杷煮开后转小火，煮至粥稠即可。

功效 百合能补中润肺、镇静止咳；枇杷肉可润燥清肺、止咳降逆；莲藕则有益心生肌、健脾养胃之功效。

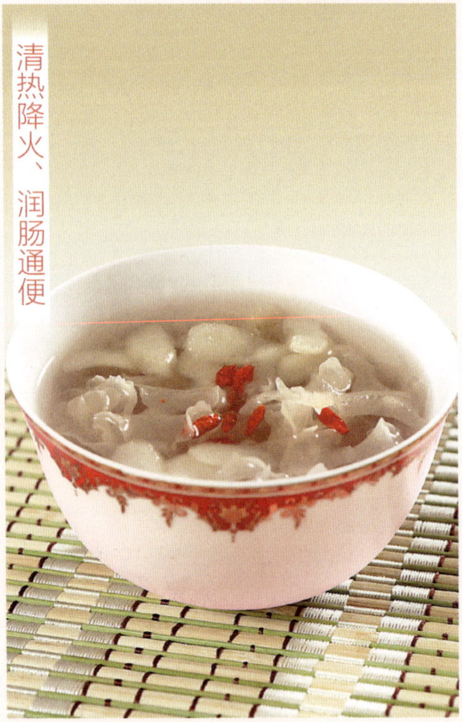

荸荠银耳羹

材料 荸荠150克，干银耳5克，枸杞子适量。

调料 冰糖适量。

做法

❶ 银耳放温水中泡发，去蒂，撕成小朵；荸荠去皮，洗净，切丁。

❷ 锅内放入荸荠丁和银耳，加适量水煮沸，转小火煮至荸荠丁熟透，加冰糖煮至化开即可。

功效 银耳有滋阴润肺的功效，荸荠富含膳食纤维，可以润肠通便。

补气养肺穴位按摩

按揉列缺穴

取穴原理： 列缺穴为肺经络穴，为八脉交会穴之一，通任脉。有疏风解表、止咳的功效。

主治功效： 宣肺理气，止咳平喘。主治咳嗽、气喘等。

操作方法： 用拇指指腹按揉列缺穴3~5分钟，以有酸胀感为度。

取穴技巧： 在前臂外侧，腕掌侧远端横纹上1.5寸，拇短伸肌腱与拇长展肌腱之间，拇长展肌腱沟的凹陷处。

按揉肺俞穴

取穴原理： 肺俞穴归属足太阳膀胱经，是主治肺脏疾病的重要腧穴。

主治功效： 养阴润肺，宣肺止咳，缓解疼痛。主治咳嗽、哮喘、肩颈疼痛等。

操作方法： 用食指和中指轻轻按揉肺俞穴10~15分钟。

取穴技巧： 在背部，当第三胸椎棘突下，旁开1.5寸处。

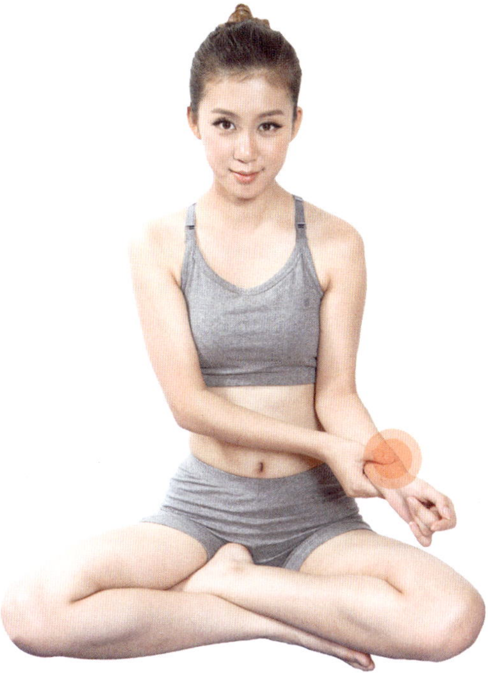

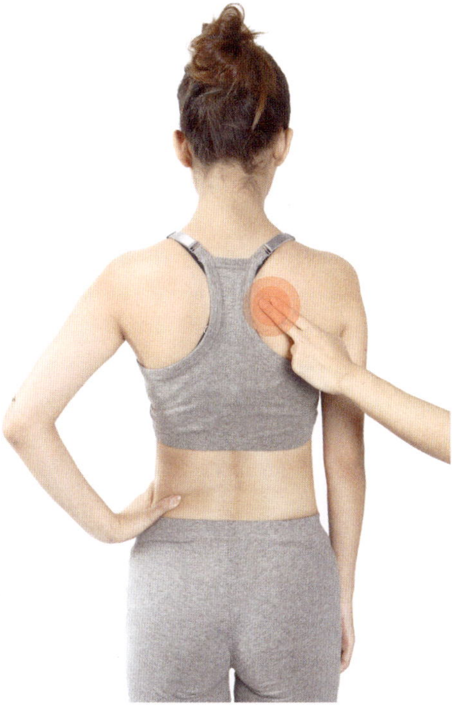

冬季：补肾益气，排尿酸

冬季尿酸升高的主因：阻滞、肾阴虚

根据中医理论，冬季是补肾养肾的季节。养肾可以增强肾脏的代谢功能，还有利于提高肾脏血液循环，改善肾虚导致尿酸升高的情况。

Q

肾阴虚与尿酸有关系吗？

肾阴虚可能和尿酸代谢不畅有一定关系。肾阴虚可能会导致尿酸代谢异常而升高。

肾阴虚表现为肾脏阴液不足，通常会出现腰膝酸痛、五心烦热、眩晕耳鸣等症状，还会影内分泌功能而导致血脂异常。由于肾阴虚会导致体内阴阳失衡，进而影响代谢功能，所以也有可能会造成尿酸升高。

痛风患者冬季如何养肾

No.1 吃黑色食物

在中医理论中，“五色入五脏”，其中黑色入肾，这意味着黑色食物能够强化肾脏功能，为身体储备能量。常见的黑色食物包括黑米、黑芝麻、黑枣和黑木耳等。

No.2 注意保暖

冬季气温骤降，寒邪易侵袭人体。腰部和脚部是肾阳的重要所在，这两个部位若受寒容易导致肾阳不足，出现腰痛、四肢冰冷、疲倦乏力等症状。

No.3 早睡晚起

在冬季，痛风患者应该养成早睡晚起的习惯，早睡能够潜藏阳气，避免阳气过度耗损，从而养肾护肾。

补肾益气食疗方

桑葚茶

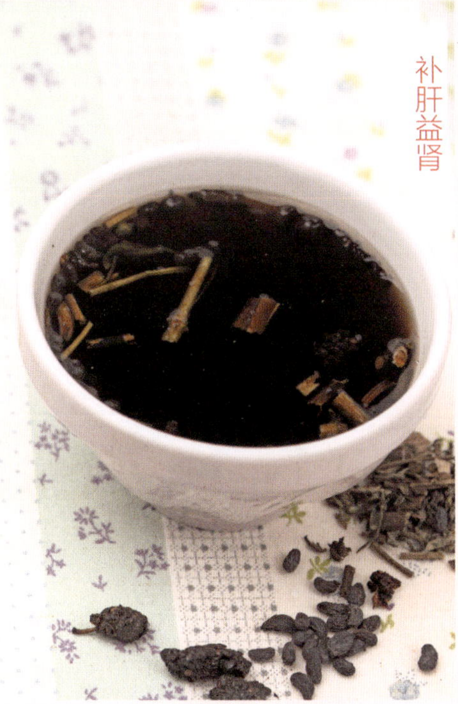

材料 桑葚干品6克，女贞子、墨旱莲各3克。

做法

❶ 将所有材料冲洗干净一起放入杯中。

❷ 杯中倒入沸水，盖盖子闷泡约8分钟即可。

温馨提示 本方应在医生指导下使用。

杜仲枸杞茶

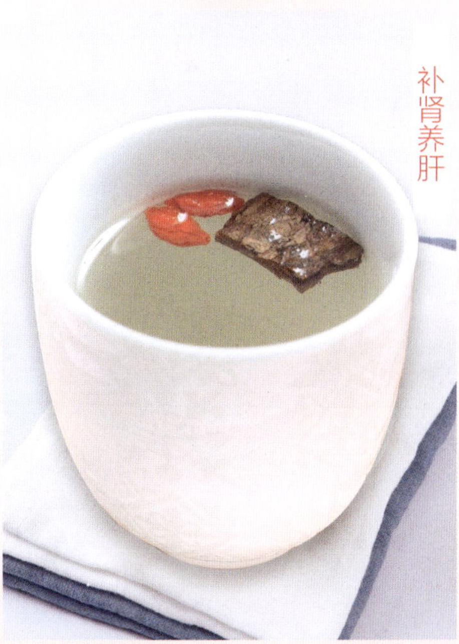

材料 杜仲8克，枸杞子5克。

做法 将杜仲、枸杞子一起放入杯中，冲入沸水，盖盖闷泡约10分钟即可。

功效 该茶具有滋补肝肾、强筋壮骨、安神明目、润肠通便的功效，可以改善腰膝酸软、头晕目眩、失眠多梦、肠燥便秘等症。

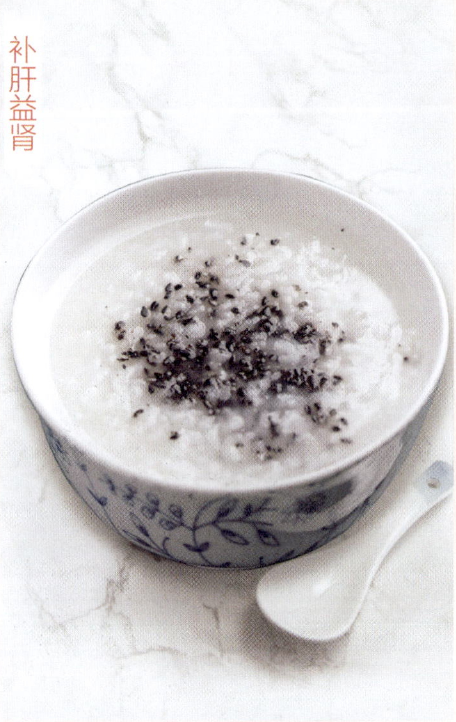

黑芝麻粥

材料 大米 100 克，黑芝麻 10 克。

做法

❶ 黑芝麻炒香，碾碎备用；大米洗净，浸泡 30 分钟。

❷ 锅置火上，倒入适量清水大火烧开，加大米煮沸，转小火煮至八成熟，放入黑芝麻碎拌匀，熬至粥稠即可。

功效 黑芝麻可以补肝肾、益精血、润五脏，和大米煮粥食用可以用于肝肾阴虚引起的痛风。

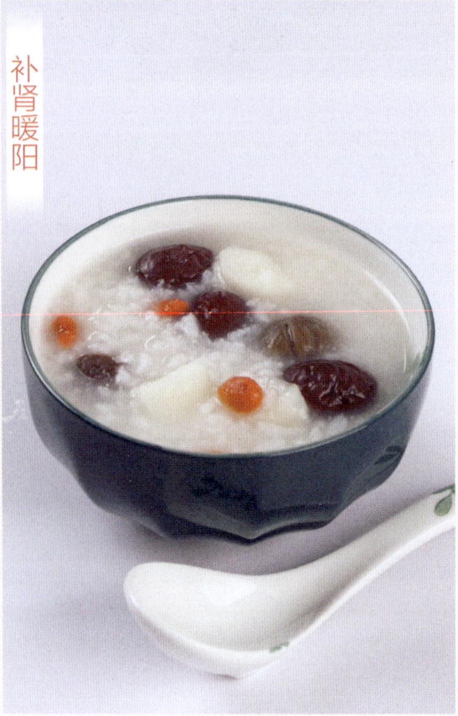

板栗枸杞粥

材料 山药 50 克，板栗肉 60 克，大米 80 克，枸杞子 5 克，红枣 6 枚。

做法

❶ 大米洗净，浸泡 30 分钟；山药洗净去皮，切小块；红枣洗净，去核；板栗肉、枸杞子洗净。

❷ 锅内加适量清水烧开，加入大米、山药块、红枣和板栗肉，大火煮沸后转小火煮 30 分钟，加入枸杞子继续煮 10 分钟即可。

功效 山药可以健脾固肾；板栗可以补肾强筋。与红枣、枸杞子一起搭配煮粥，可以补肾暖阳、强健腰膝。

补肾益气穴位按摩

按揉关元穴

取穴原理： 按揉关元穴，可以大补元气、温补肾阳。

主治功效： 培元固本、补肾益气。可补下焦，调节内分泌，主治中风脱症、腹泻、泌尿及生殖系统疾病等。

操作方法： 用拇指指腹按揉关元穴3~5分钟，按揉至有酸胀感为宜。

取穴技巧： 位于下腹部，脐中下3寸，人体前正中线上。

按揉命门穴

取穴原理： 命门肾火为生命之源，具有强肾固本、温经散寒的功效。

主治功效： 温肾壮阳，强肾固本，强健腰膝。主治肾功能低下、腰痛、阳痿、遗精、月经不调、带下病、前列腺炎、泄泻等。

操作方法： 用拇指指腹按揉命门穴3~5分钟，以有酸胀感为度。

取穴技巧： 位于腰部，当后正中线上，第二腰椎棘下凹陷处。

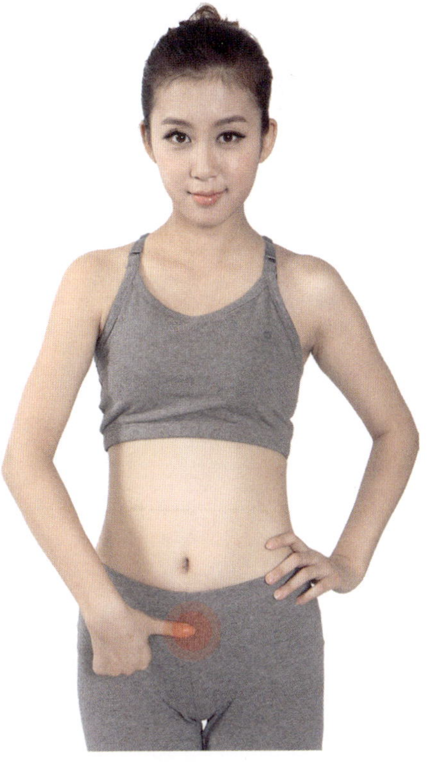

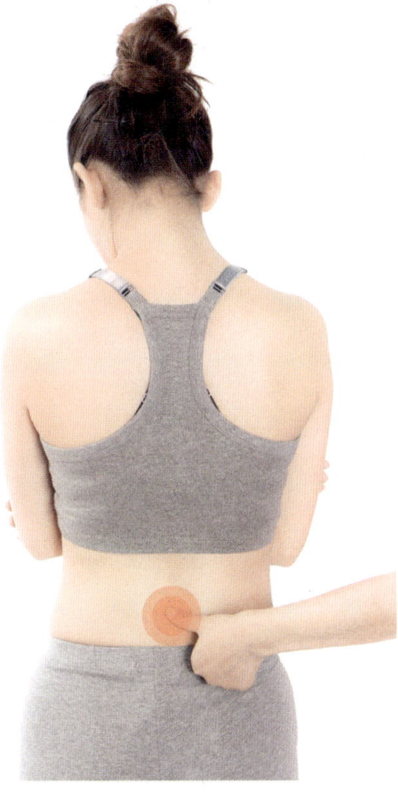

揉肾俞穴

取穴原理： 肾俞穴是补肾要穴，按揉肾俞穴可以培补肾元、补肾益气、利尿通淋，促进尿酸排出。

主治功效： 益气温阳，补益肾元。主治肾虚腰痛、腰膝酸软、耳鸣目眩、阳痿、遗精、月经不调等。

操作方法： 用拇指指腹按揉肾俞穴3~5分钟，按揉至有酸胀感为宜。

取穴技巧： 位于腰部，第二腰椎棘突下，后正中线旁开1.5寸。

按揉气海穴

取穴原理： 按揉气海穴可以温养肾气、驱寒除湿、强健身体，增强尿酸代谢。

主治功效： 温养益气，益肾固精。主治腹痛、尿频、阳痿、遗精、泻泄、月经失调、痛经等。

操作方法： 用食指指腹按压气海穴3~5分钟，力度适中。

取穴技巧： 在下腹部，脐下1.5寸，前正中线上。

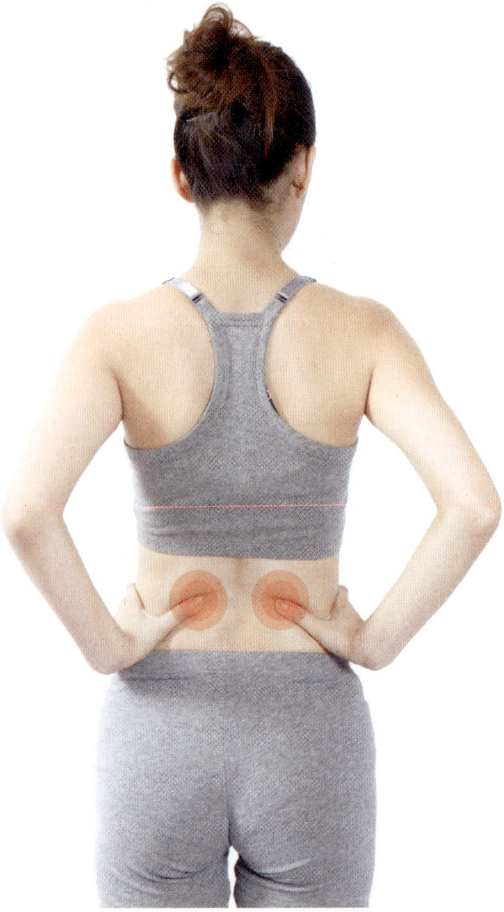

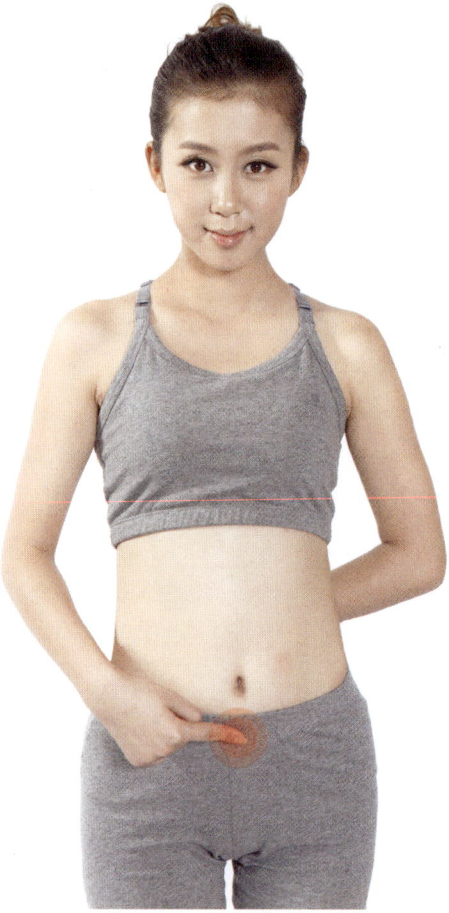

第六章

运动+传统功法，摆脱尿酸堆积的烦恼

痛风患者运动计划的制订

运动方式、运动时间、运动频率的选择

- 运动方式：尽量选择强度低、有节奏、不中断但持续时间长的有氧运动，如快走、匀速慢跑等。
- 运动时间：最好选择在午睡后至晚饭前这段时间运动。清晨起床时人体肌肉、关节功能低下，此时锻炼容易造成损伤。
- 运动频率：可以循序渐进进行，如第一周慢走，每天坚持走 20 分钟；第二周逐渐加快速度，每天坚持走 25 分钟；第三周适当加大步幅，每天坚持走 30 分钟；第四周逐渐加大步幅，每天坚持走 35～40 分钟。

不同年龄段运动强度的衡量

对于不同年龄段、不同运动习惯的人的运动强度，可以根据运动后的脉搏次数标准做参考。最大心率 =220- 年龄，如年龄为 40 岁，最大心率为 180 次 / 分。中等强度的运动，心率在 180×（60%～70%）= 108～126 次 / 分，是合适的。

高强度 → 大于最大心率的 80%

中等强度 → 60%～70%最大心率

低强度 → 小于最大心率的 60%

不同年龄段和运动习惯的人适宜的运动强度具体见下表。

年龄段	平时不运动者的心率	常运动者的心率
20～39 岁	110 次 / 分	120～125 次 / 分
40～59 岁	100 次 / 分	110～115 次 / 分
60～69 岁	90 次 / 分	100 次 / 分
70 岁以上	根据实际情况，尽量做些简单、强度较低的运动，如打太极拳、散步等	

适合痛风患者的有氧运动

散步：每天走一走，尿酸降下来

散步既能有效降脂控糖，还能放松身心，可谓一举多得。而且散步不受场地、设施的限制，最容易坚持。

散步的时间

1 宜在饭后 30 分钟进行。

2 每天不少于 30 分钟，每周不少于 5 次。

散步的适宜运动量

1 散步 10 分钟后心率在（220-年龄）×（60%~70%）为宜。

2 散步后不感觉疲倦，微微出汗，呼吸略微急促但并不喘粗气，说明运动量比较适宜。

散步的速度

散步可快可慢，可多可少，酌情而定，量力而行。

慢速

小于 2.4 千米 /30 分

中速

（2.4~3.2）千米 /30 分

快速

大于 3.2 千米 /30 分

小贴士

散步时不可忽略的细节

1 散步时不宜穿高跟鞋；衣服要宽松合体。

2 足部有炎症的患者应积极治疗，不宜长时间散步。

3 散步的场地以平地为宜，尽可能选择公园、操场、庭院等空气清新、人少干扰少的场所。

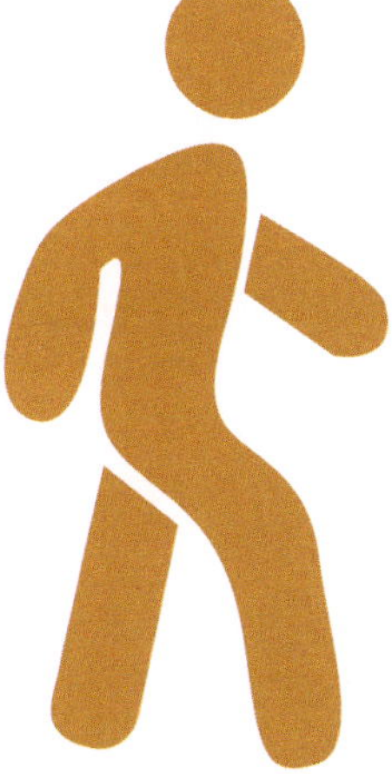

散步 30 分钟
消耗约 80 千卡热量

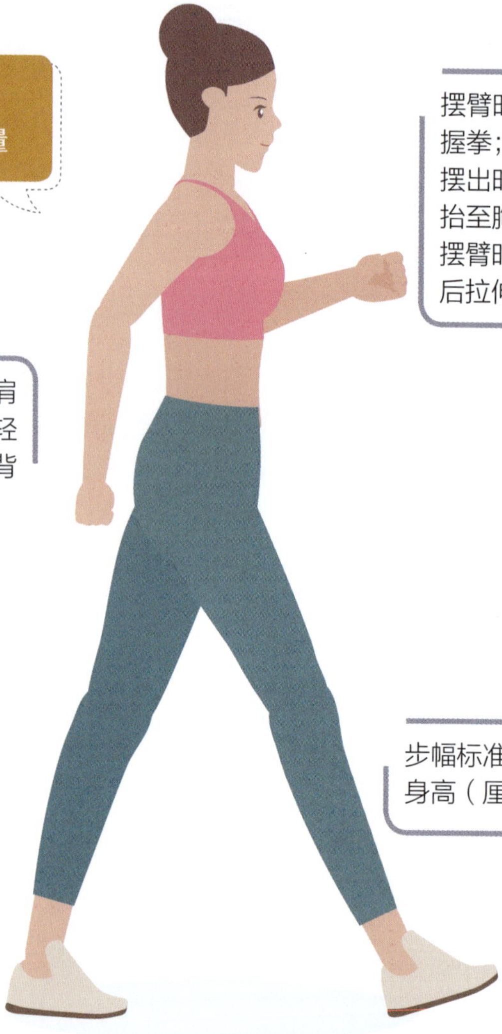

其他运动消耗 80 千卡所需时间
打羽毛球 20 分钟
打网球 18 分钟
滑冰 13 分钟

80 千卡热量相当于

- 3 片饼干
- 1 根香蕉
- 1 个中等大小的苹果

慢跑：消耗脂肪，增强代谢

痛风患者是可以慢跑的。研究证明，定期进行有氧运动可以显著降低尿酸水平，有助于增加心脏输出量和改善血液循环，从而促进排尿酸。

跑步的时间

1. 16：00~18：00 为宜。
2. 每次累积 20 分钟以上，一周 3~4 次。

跑步适宜运动量

1. 慢跑 20 分钟以上心率在 120 次 / 分左右。
2. 以主观上不觉得难受、不喘粗气、不面红耳赤，能边跑边说话为宜。

跑步的速度

跑步可快可慢，可多可少，宜酌情而定，量力而行。

慢速

6.5~7.5 千米 / 时

中速

7.5~8.5 千米 / 时

快速

8.5~9 千米 / 时

小贴士

慢跑不可忽略的细节

1. 慢跑时，吸要深长，呼要缓慢而有节奏，宜用腹部深呼吸，全身肌肉要放松，吸气时鼓腹，呼气时收腹。
2. 慢跑时步伐要轻快，双臂自然摆动。
3. 跑鞋的选择至关重要，一般来说，慢跑鞋要轻、要软，鞋底要经得起反复撞击。

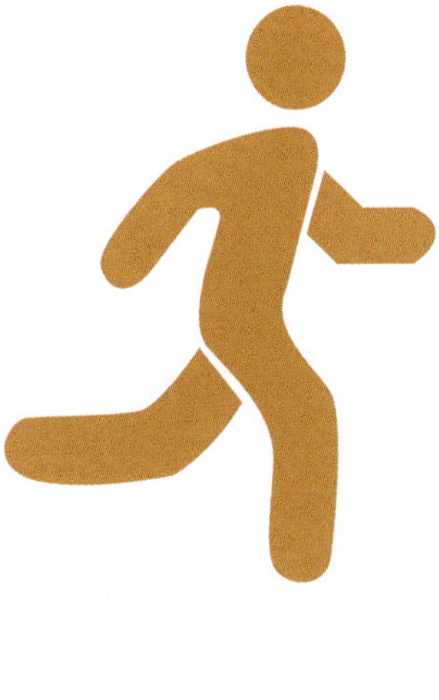

慢跑 20 分钟
消耗约 120 千卡热量

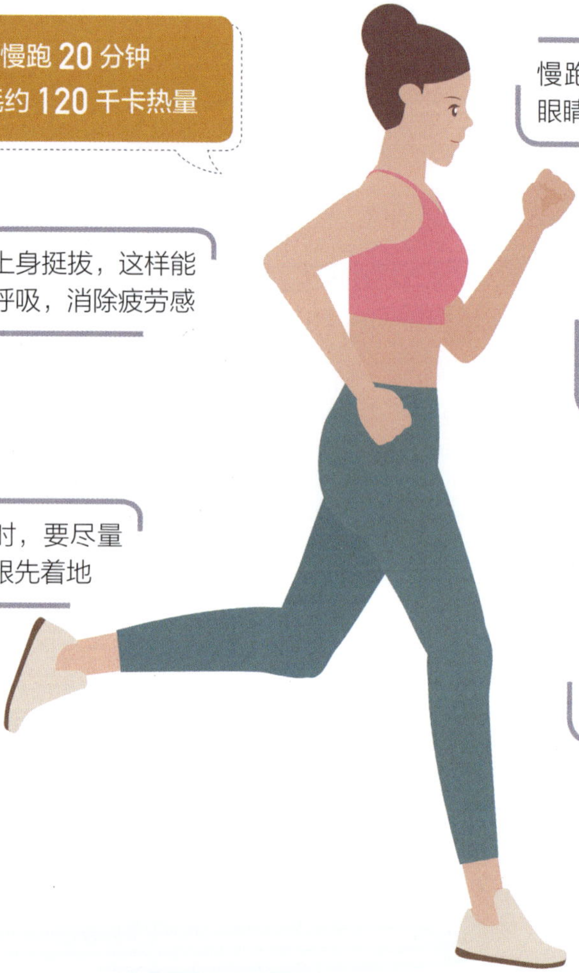

其他运动消耗 120 千卡热量所需时间
慢速跳绳 15 分钟
打篮球 23 分钟
打羽毛球 30 分钟

120 千卡热量相当于

- 2 个小苹果
- 2 个鸡蛋
- 1 杯（200 毫升）牛奶

游泳：关节友好，减内脏脂肪

游泳、慢跑和快走是适合减内脏脂肪的运动形式，有助于排尿酸。游泳属于中高强度运动，不同泳姿的运动强度不同：蝶泳 > 蛙泳 > 仰泳。

游泳的时间

1 30 分钟左右为宜，不要超过 1 小时。

2 14：00~17：00 为宜。

游泳的适宜运动量

1 建议每周 2~3 次。

2 每次运动量在 1000 米左右。

游泳的速度

游泳可快可慢，宜量力而行。

慢速

20~40 米 / 分

中速

40~65 米 / 分

快速

65~85 米 / 分

小贴士

游泳的注意事项

1 避免空腹游泳，否则易出现低血糖、胃痉挛等不适。

2 游泳前热身，用冷水拍打身体及四肢，对易发生抽筋的部位可进行适当按摩。

3 身上出现皮肤损伤或溃烂的痛风患者不宜游泳，否则易造成感染。

4 患有心脏病、高血压、肺结核、精神病、癫痫的患者不适宜游泳，因为这些人难以承担大运动量，在水中容易发生意外。

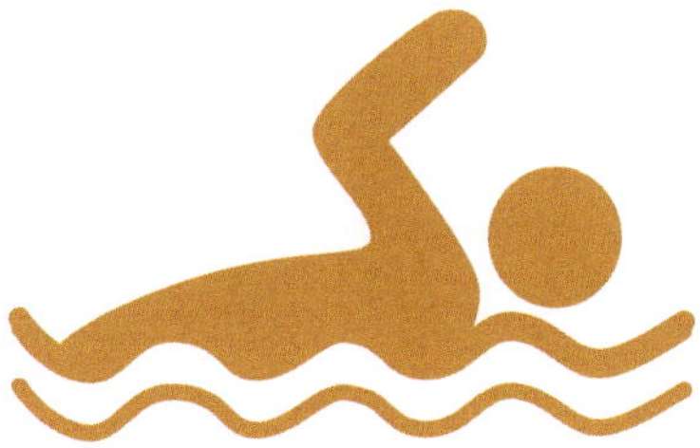

蛙泳 30 分钟
消耗约 140 千卡热量

姿势：身体应保持水平，略微俯卧于水面

手臂动作：手臂在划水时应向外划出一个较大的弧线，收回时应紧贴身体，以减少水的阻力

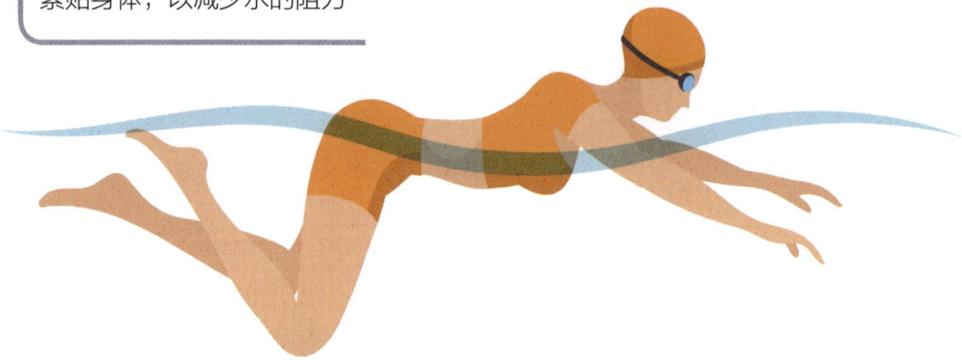

腿部动作：蛙泳的腿部动作是推动身体前进的主要动力，由收腿、翻脚、蹬腿、滑行四个连贯的动作组成

呼吸技巧：在手臂划水时抬头吸气，收回时低头呼气，以保持呼吸的连贯性和稳定性

其他泳姿游 30 分钟
消耗多少热量

仰泳：126 千卡

蝶泳：363 千卡

140 千卡热量
相当于

2 个猕猴桃

2 个橘子

1 个大梨

适合痛风患者的传统功法

太极拳：活动关节，减少疼痛发作

经常打太极拳能打通经络、活动腰肾、强身健体。

太极拳是一种低强度的有氧运动，可以促进新陈代谢，有助于排出尿酸。而且，太极拳的动作柔和缓慢，不会对关节造成太大压力，可以改善关节周围的血液循环从而减轻疼痛和病症。

八式太极拳的具体招式

起势

❶ 预备式身体自然直立，心静体松，呼吸自然。

❷ 左脚向左分开，两脚平行，与肩同宽。

❸ 两臂前平举，与肩同高，屈膝按掌，两手按到腹前的位置。

一、倒卷肱

❶ **撤手转腰翻掌：**上体右转，右手翻掌（手心向上）经腹前由下向后上方划弧平举，臂微屈；左手随即翻掌向上，眼的视线随着向右转体先向右看、再转向前方看左手。

❷ **提脚退步，屈臂收手：**右臂屈肘折向前，右手由耳侧向前推出，手心向前；左臂屈肘后撤，手心向上，撤至左肋外侧；同时左腿轻轻提起向后退一步，脚掌先着地，然后全脚慢慢踏实，身体重心移到左腿上，成右虚步；右脚随转体以脚掌为轴扭正；眼看右手。

❸ **坐腿虚步推掌：**动作要点与上一步相似，但方向相反，即上体微向左转，左手推出，右手收回，同时右腿后退一步，成左虚步。

❹ 反方向做如上同样的动作。

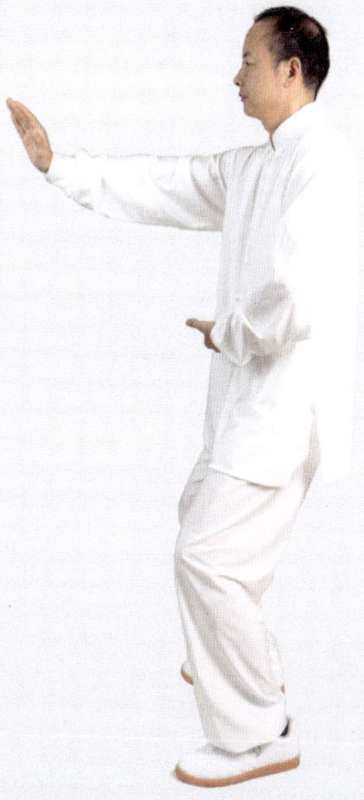

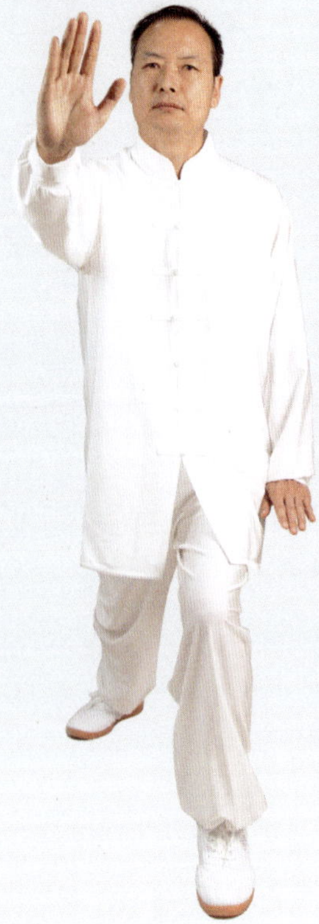

二、搂膝拗步

❶ **转体落手：** 上体微向左转，同时右手微向右、向上翻掌，由额前下落至面前；左手开始外旋向上翻掌。眼看前方。

❷ **转体收脚：** 上体向右转。随转体右手继续下落，经胯侧再向右后上方划弧至与耳同高，手心斜向上；左手由左胯侧向上经面前再向右下划弧至右肩前，肘部略低于腕部，手心斜向下。同时左脚收至右脚内侧，脚尖点地，身体重心在右腿。眼看右手。

❸ **迈步屈肘：** 上体微向左转。右腿保持原屈膝程度，身体重心仍在右腿，随转体，左脚向左前侧方迈出一步；左腿自然伸直，脚跟着地。同时右臂屈肘将右手收至右耳侧，虎口对耳，掌心斜向左下方；左手下落至右腹前，手心向下。眼转看前方。

❹ **弓步推搂：** 上体继续左转至面向前方。左脚掌踏实，左腿弓屈，右腿自然伸直成左弓步；身体重心移至左腿，上体正直，松腰松胯。同时右手从耳侧向前推出，手指与鼻平，推掌时沉肩垂肘，推到顶点时要坐腕、展掌、舒指；左手继续向前、向下、向左划弧，按在左胯侧稍偏前，手心向下，指尖朝前。两手推搂和转体，弓腿应协调一致，同时完成。眼看右手。

❺ 反方向做如上同样的动作。

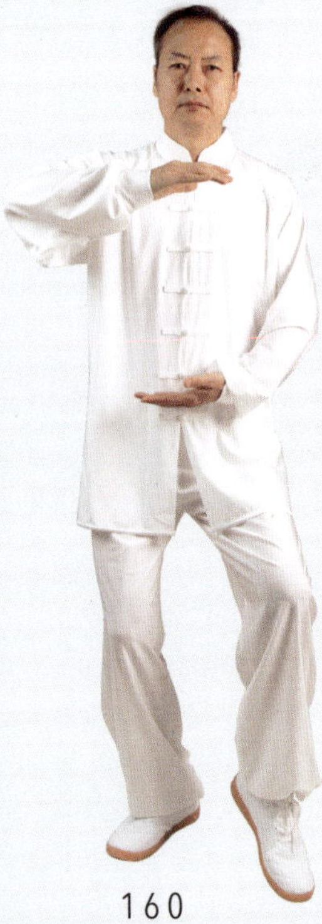

三、野马分鬃

❶ **预备动作：** 两脚开立，与肩同宽，膝部稍微弯曲。双手自然下垂，放在身体两侧。

❷ **抱手收脚：** 上体右转，重心移至右腿。两手掌心相对，右上左下，右手大体与肩平，在右胸前做出“抱球”的姿势。左脚跟抬起，转向右侧，眼看右手。

❸ **转体上步；** 上体左转，左脚向左前方上一步，脚跟着地，重心仍在右腿。

❹ **弓步分手：** 上体挺直，继续左转，重心移至左腿，屈膝前弓，右腿自然蹬直，成左弓步。同时两手前后分别向左上和右下两个方向分开，左手与眼平，手心斜向上；右手按至右胯旁，手心向下，指尖向前。两臂微屈，眼看左手。

❺ 反方向做如上同样的动作。

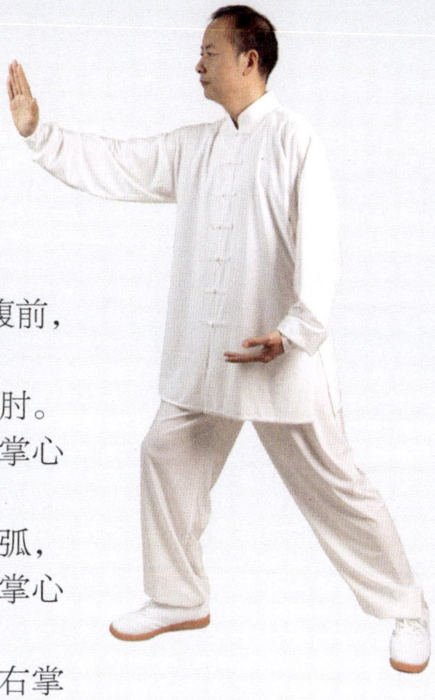

四、云手

1. 重心左移，身体微左转。右勾手变掌，向下滑弧至小腹前，掌心向左。同时，左掌向左上方划弧，掌心向外。
2. 重心右移，身体右转。两手左下右上滑弧，沉肩坠肘。右掌提至与眼同高，掌心向外；左掌落至小腹前，掌心向内。
3. 重心左移，右脚插于左腿后方。同时两手左上右下滑弧，左掌提至与眼同高，掌心向外；右掌落至小腹前，掌心向内。
4. 重心右移，左脚向左侧开步。两手左下右上滑弧，右掌提至与眼同高，掌心向外；左掌落至小腹前，掌心向内。
5. 重复第 3 步、第 4 步的动作，但方向相反，形成连续的云手动作。

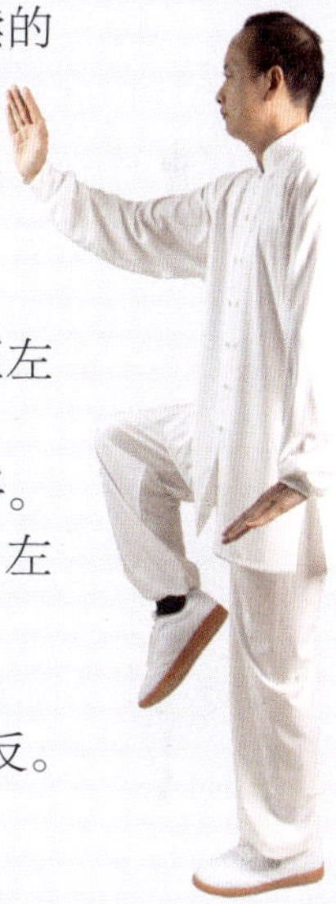

五、金鸡独立

1. 重心右移，上体左转。同时，左手在体前划弧下按至左胯旁，指尖向前。
2. **提膝挑掌：** 右手向前上屈肘挑掌，指尖与鼻尖高度齐平。右膝上提，脚尖自然内扣，肘与膝相对，眼看前方。左膝微屈，以保持身体平衡。
3. **落脚：** 右脚缓缓下落至左脚内侧，屈肘向前上挑掌。
4. 随后，可进行左金鸡独立的练习，动作与右金鸡独立相反。

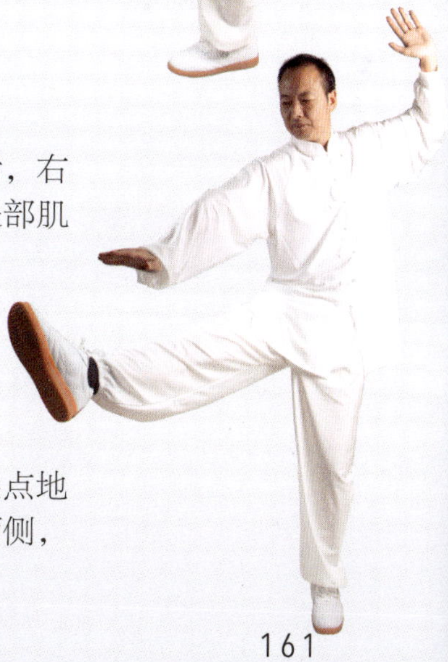

六、蹬脚

1. 重心移至左腿，另一腿自然下垂，脚尖勾起。随后，右腿慢慢提起，膝关节逐渐伸直，脚尖继续勾起，腿部肌肉收紧，准备蹬出。
2. **蹬脚与手部动作：** 右腿向右前方或侧方用力蹬出，力达脚跟，脚尖上翘。同时，两臂做出相应的动作，双手在胸前交叉后分开，分别向左右两侧划弧展开，掌心向外，以配合腿部的蹬出动作。
3. **收腿与收势：** 右腿蹬出后，缓缓收回至原位，脚尖点地或轻触地面。两臂也随之收回至胸前或下落至身体两侧，恢复起始姿势。

七、揽雀尾

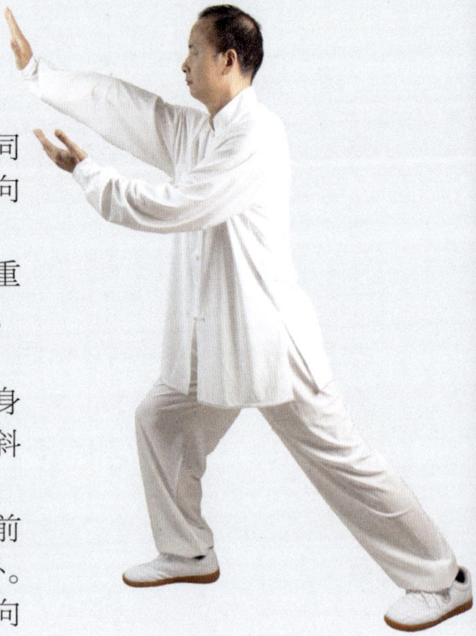

❶ 重心落于右腿，左腿提起，脚尖自然下垂。同时，两臂在胸前屈肘环抱，右手在上，手心向内，左手在下，手心向下，与右手成抱球状。
❷ **掤：**左脚向左前方上步，脚跟先着地，随着重心前移成左弓步。同时，左手向前上方掤出，掌心向内，右手向下按于右胯旁，掌心向下。
❸ **捋：**重心后移，身体微右转。同时，两手随身体转动向右后方捋，左臂屈肘于胸前，掌心斜向下，右臂伸直于体侧，掌心斜向上。
❹ **挤：**重心前移成左弓步。同时，右臂屈肘向前挤出，掌心向内，左手附于右臂内侧，掌心向外。
❺ **按：**双手收回胸前，掌心向下。随后，两掌向前下方按出，同时右腿前弓，左腿伸直。
❻ 反方向做如上同样的动作。

八、十字手

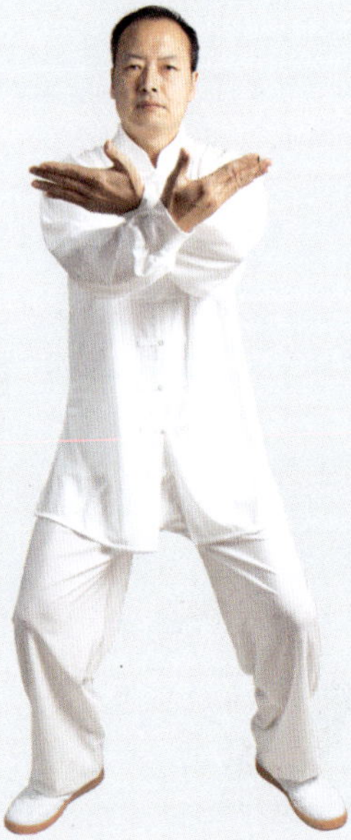

❶ 重心后移，臀部不要外翘，胯部向外展，同时圆裆、翘脚、扣脚。随后，重心在两腿间移动，进行脚步的调整，右脚向外拧步 45 度，重心移至左脚，再扣右脚，最后收右脚与肩同宽。
❷ **手部动作：**在重心转移的同时，两手进行相应的动作。两手先分别向左右划弧至侧平举，指尖均向上，两臂肘微屈。接着，两手向下经腹前向上划弧交叉合抱于胸前，右手在外，两臂撑圆，腕高与肩平，手心均向内。
❸ **收势准备：**两手向外翻掌，手心向下，两臂慢慢下落，停于身体两侧。重心移至右腿，左脚向右脚靠拢，成并立步，准备进入收势。

收势

❶ 翻手下落。
❷ 收脚并步，恢复成起势的姿势。

八段锦：舒经活络，调通气血

八段锦是我国民间流传的以八节动作组合而成的保健操，除具有强筋骨、利关节、通血脉、调脏腑等功能外，还能调节大脑神经的兴奋和抑制过程，消除大脑的紧张和疲劳，促进新陈代谢，提高机体免疫功能。八段锦术式简单、运动量适中、不受环境场地的限制，适用于痛风、神经衰弱、高血压、冠心病、颈椎病等病症的调养。

八段锦的练习时间

每个动作一般做 4～20 次，每天可练习整套动作 1～2 次。

八段锦的具体招式

预备式

并步站立，头正颈直，两臂垂于体侧。左脚开步，与肩同宽。随着吸气，两臂内旋、侧起。随着呼气，画弧合抱于腹前，微屈膝。练习过程中保持顺畅呼吸。

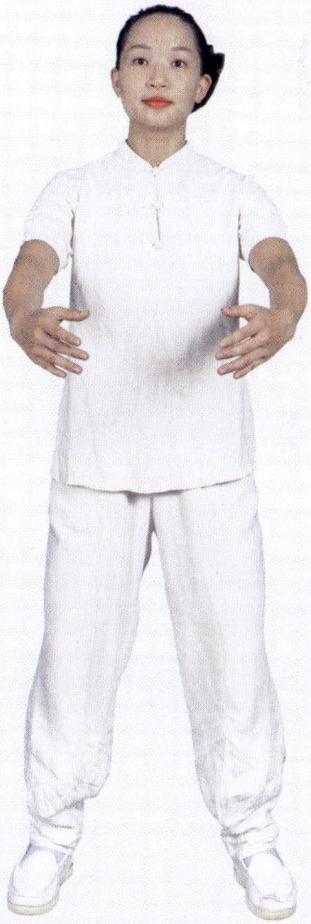

第一式：两手托天理三焦

三焦即包括五脏六腑的身体系统，通过双手上托，缓缓用力，可有效抻拉手臂、肩背，同时，双臂反复地上举、下落，还可锻炼肘关节、肩关节和颈部。

操作方法

1. 两手在腹前交叉，继而上托至胸前。
2. 翻掌上撑，目视两手。两臂继续上撑，腰背竖直，目视前方，保持 2 秒钟。
3. 两臂从两侧下落至腹前，指尖相对、掌心向上，微屈膝下蹲。
4. 同样动作重复 6 次。

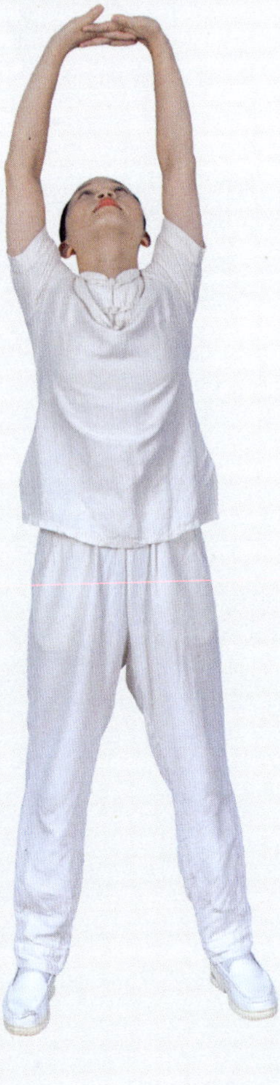

第二式：左右开弓似射雕

该动作通过“左右开弓”的姿势使肝肺二脏相互协调、气机条畅。经常练习能够增加肺活量，消耗脂肪，使精力充沛。

操作方法

1. 左脚向左侧开半步，直立；两手在胸前交叉，左手在外。
2. 左手呈八字掌向左推出，右手呈拉弓状置于右肩前；同时，马步下蹲；目视左手方向。
3. 起身重心移至右腿，左腿自然伸展；两手变掌，左手位置不动，右手向右前方画弧至与肩同高；目视右手方向。
4. 左脚收回成并步站立，两臂弧形下落至小腹前，指尖相对、掌心向上。
5. 接着做右侧动作，方向相反；一左一右为 1 次，共做 3 次。最后一拍，右脚收回，与肩同宽，微屈膝，两手置于腹前。

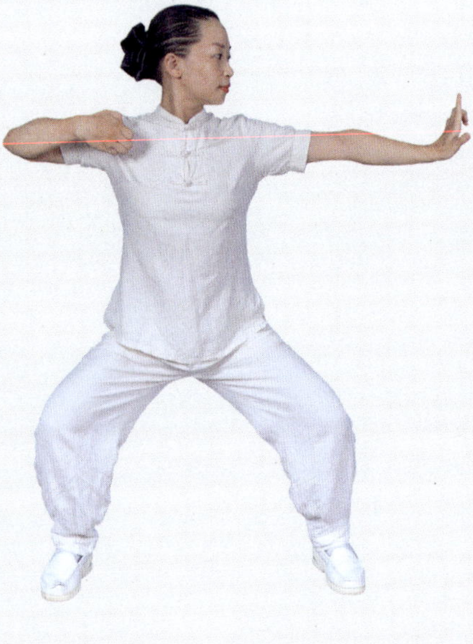

第三式：调理脾胃须单举

这个动作可以牵拉腹腔，对腹腔内脏有一定按摩作用。

操作方法

❶ 从屈膝状态起身，左手经体前上托于胸前，右手微微下移，左手指尖指向斜上方，右手指尖指向斜下方。

❷ 两手同时翻掌，左手上撑、右手下按，目视前方。

❸ 屈膝下蹲，左手从体前下落，右手经体前上移，两手同时回到小腹前，指尖相对、掌心向上。

❹ 接着做右侧动作，方向相反。一左一右为 1 次，共做 3 次。

❺ 最后一拍，左手不动，右手从前下落至右髋旁。

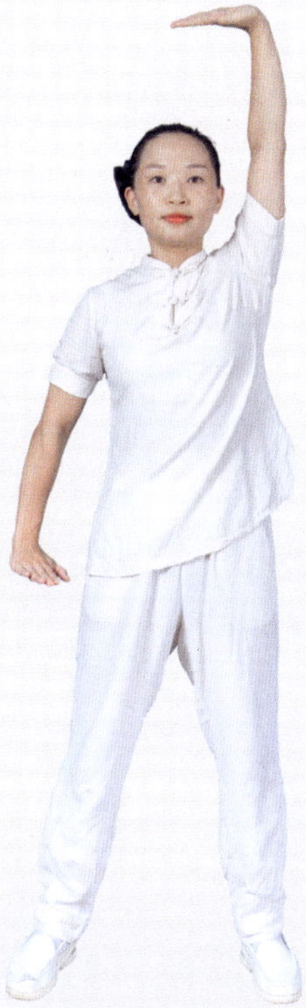

第四式：五劳七伤往后瞧

该动作可以调节大脑与脏腑联络的交通要道——颈椎；同时挺胸，刺激胸腺，有助于增强体质。

操作方法

❶ 从屈膝状态起身，两臂自然向斜下方伸展，掌心向上。

❷ 头向左后转；两臂外旋，肩胛骨收紧。

❸ 头转正；两臂画弧，于髋关节两侧按掌；屈膝下蹲；同起始动作。

❹ 接着做右侧动作，方向相反；一左一右为 1 次，共做 3 次。

❺ 最后一拍，两臂弧形下落继而上托至腹前，屈膝下蹲。

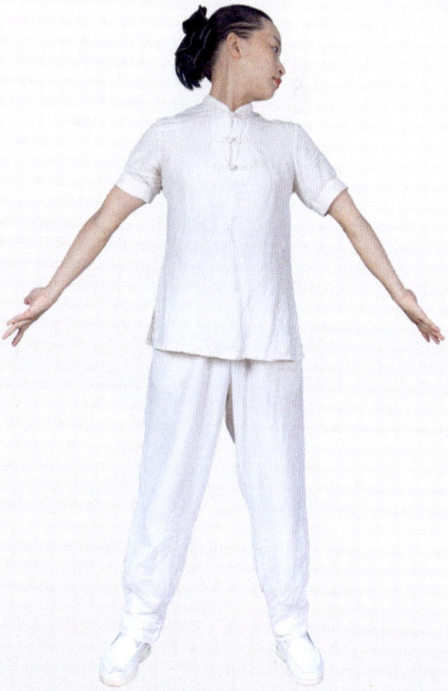

第五式：摇头摆尾去心火

这个动作强调放松，放松是由内到外、由浅到深的过程，使形体、呼吸轻松舒适无紧张感。常做这个动作，有助于消除腰部、臀部的多余脂肪，并能舒缓情绪，有益身体调养。

操作方法

❶ 右脚开步，两掌上托至头顶。两掌从两侧下落，置于大腿，虎口朝内，马步下蹲，目视前方。重心微起。

❷ 身体右倾，重心移至右腿。身体前俯，目视右脚脚尖。身体前俯，重心移至左腿，目视右脚脚跟。向右前方顶髋，同时头向左、向后绕环 1/4 周。髋关节按照前、左、后的顺序绕环。

❸ 头回正，目视前方；同时，髋回正，回到马步姿势。

❹ 接着做另一侧动作，方向相反。一左一右为 1 次，共做 3 次。

❺ 由马步状态起身，两手从体侧上托，右脚回收至与肩同宽。微屈膝下蹲，两掌从面前下按至腹前，指尖相对。

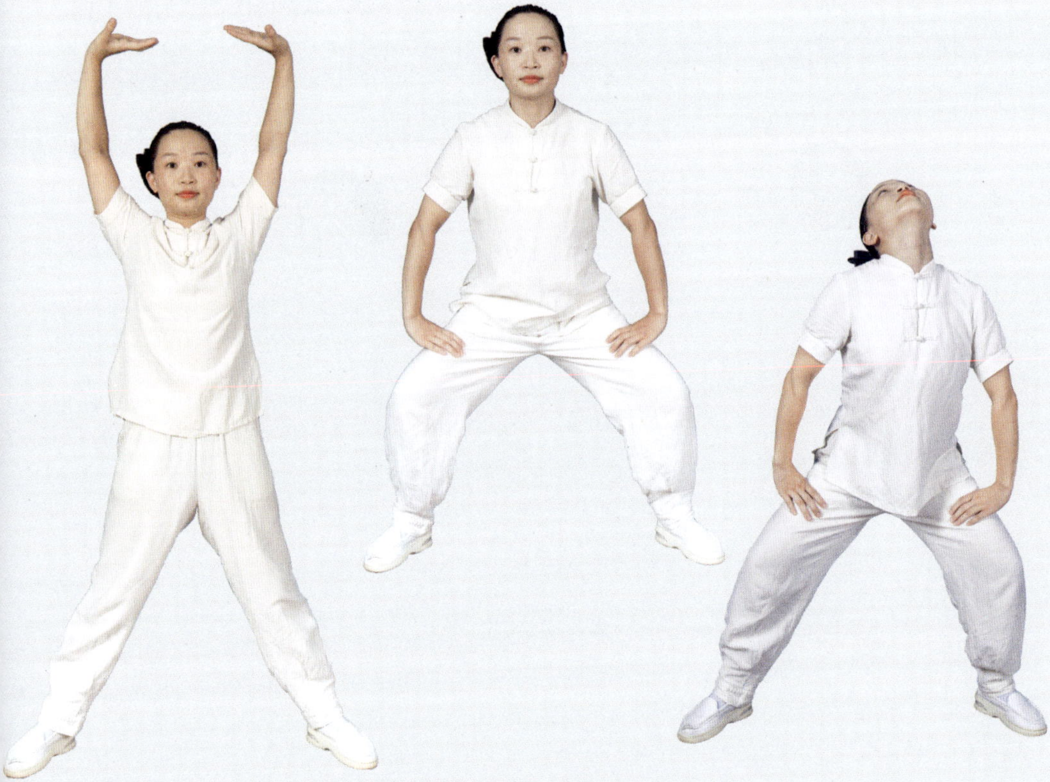

第六式：两手攀足固肾腰

该动作对生殖泌尿系统以及腰背部的肌肉都有调理作用，有助于预防肥胖，调节血糖水平。

操作方法

1. 转指尖朝前，屈手上举；从屈膝状态起身。两掌掌心朝下，指尖相对经面前下按至胸前。
2. 翻掌，变掌心朝上，从腋下向后反穿，继而用掌心摩运后腰至臀部。
3. 体前屈，两掌摩运腿的外侧和后侧，经过两脚外侧，直至盖于脚背上；目视前下方。
4. 两掌前伸，起身挺直，两臂顺势上举，目视前方。共做 6 次。
5. 两手从前方自然下落，指尖朝前，屈膝下蹲。

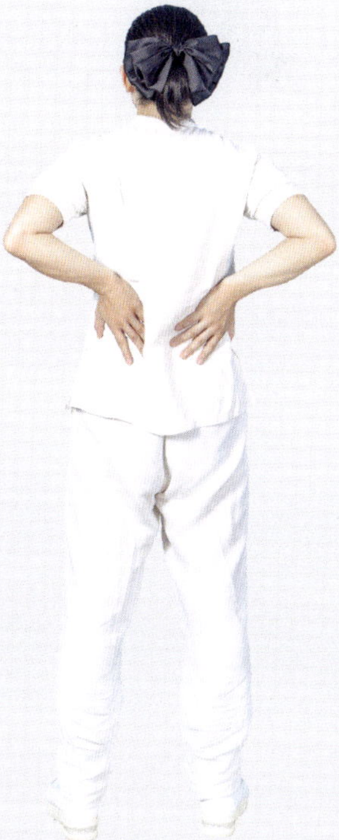

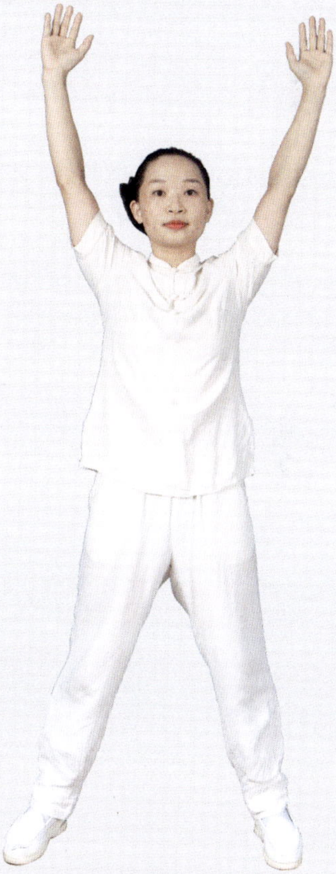

第七式：攒拳怒目增气力

这个动作马步冲拳，怒目瞪眼，可刺激肝经系统，使肝血充盈、调和气血。常做这个动作，能够燃烧腰腿部脂肪，强健筋骨。

操作方法

1. 左脚向左侧开半步成马步，两手握固于腰间，冲左拳。目视左手方向，怒目瞪眼。
2. 左手由握固变掌，拇指一侧朝下、掌心朝左。左臂向左旋，左手抓握往回收，握固于腰间。
3. 接着做右侧动作，方向相反。一左一右为 1 次，共做 3 次。
4. 左脚收回成并步站立，两手变掌落于体侧。

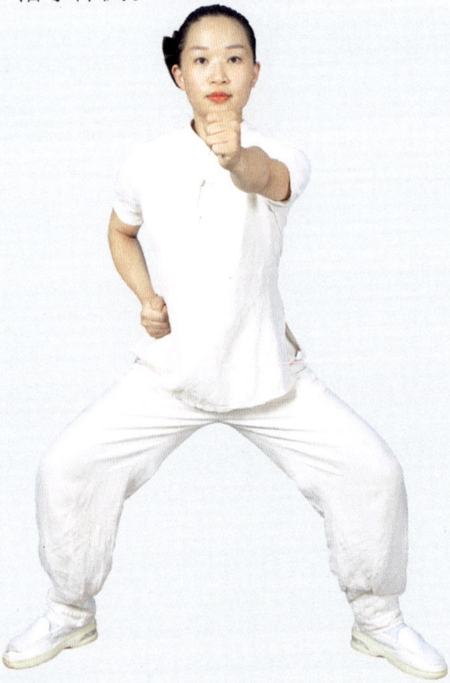

第八式：背后七颠百病消

背后七颠是全套动作的结束。连续上下抖动使肌肉、内脏、脊柱放松，再做足跟轻微着地振动，起到整理的作用。这个动作有助于全身血液循环。

操作方法

1. 提踵。
2. 脚跟下落一半。
3. 脚跟振地。
4. 共做 7 次。

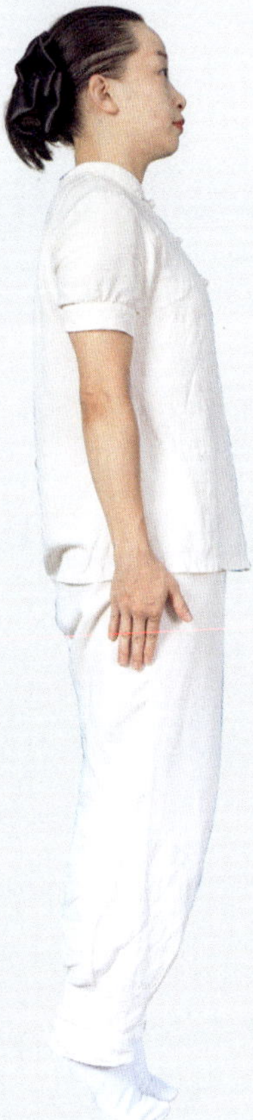

收势

两掌合于腹前，体态安详，周身放松，呼吸均匀，气沉丹田。

第七章

中医自然疗法，疏通经络，避免尿酸堆积

行气活血、舒筋活络是调理痛风的关键

中医有“不通则痛，痛则不通”之说，经络气血不通会造成身体各处的疼痛。中医认为，痛风多由湿热、痰湿、瘀血等引起，是以周身疼痛为主的一类疾病。高于正常水平的尿酸在人体大脚趾、脚背外侧、踝关节内侧及外侧等血液循环相对缓慢的地方逐渐沉积，阻塞经络，引起气血不通时，就会在沉积处出现红、肿、热、痛。

中医常用的按摩、艾灸、拔罐等方法，长期坚持可使经络畅通，促使尿酸及时排出体外。需要注意的是，急性痛风性关节炎期不建议做按摩、艾灸、拔罐等治疗，慢性痛风性关节炎期可根据患者的实际情况，进行相关治疗以缓解关节疼痛。

按摩注意事项

- 按摩时保证室内空气流通，温度适宜。
- 按摩过程中力度要由轻到重，用力恰当。为防止损伤肌肤，可选择使用按摩油、润肤乳等。
- 不可在过饥、过饱或过度疲劳时进行按摩。饭前、饭后1小时内，情绪激动、剧烈运动后也不宜马上进行按摩。

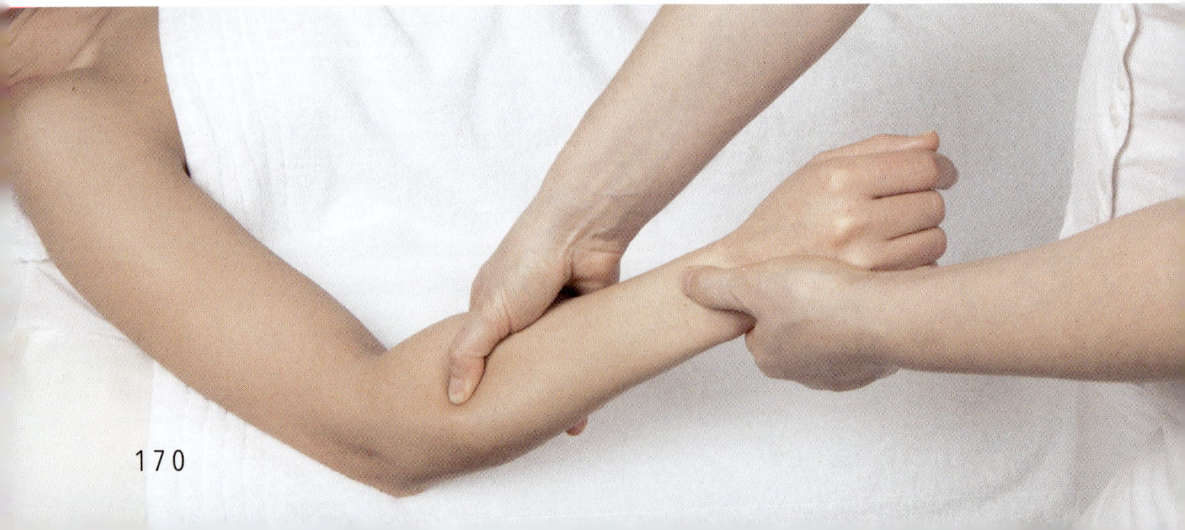

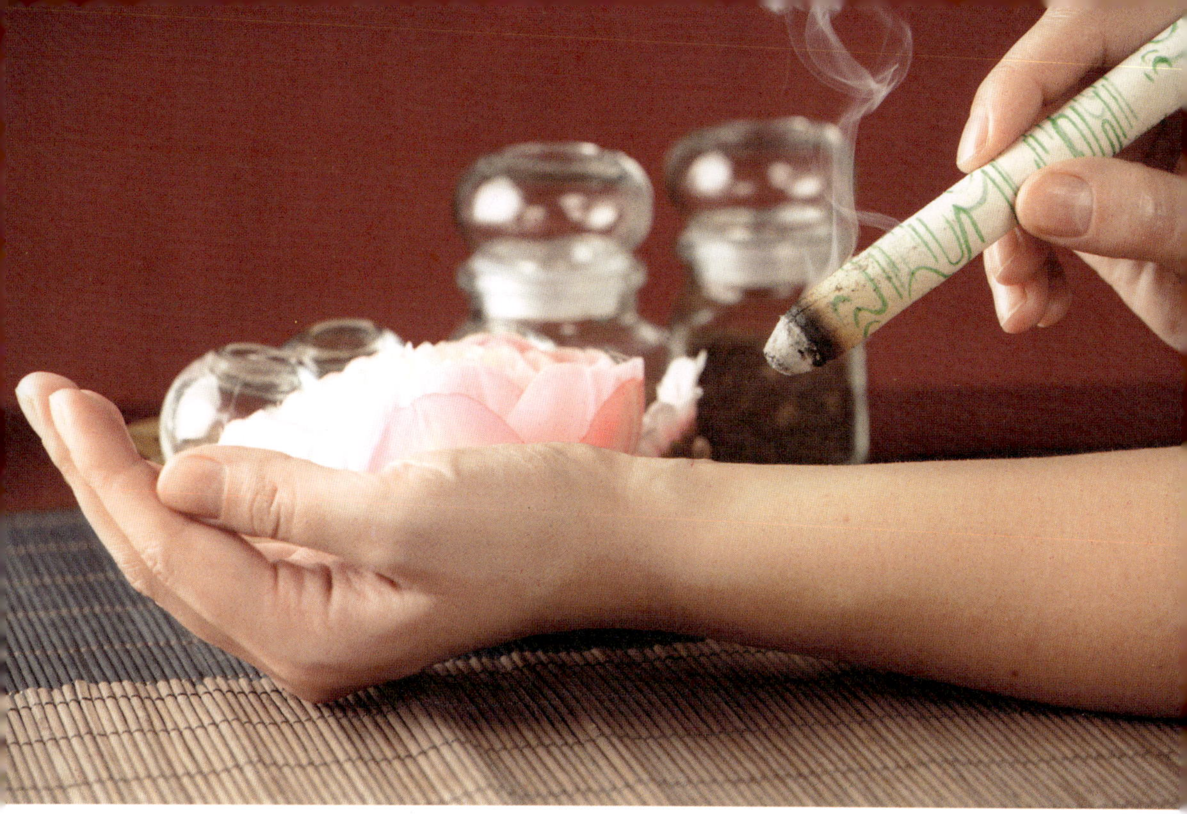

施灸注意事项

• 根据不同的病情和体质，选择合适的灸法。施灸时取穴要准，灸穴不要过多，火力宜均匀，壮数要适宜，切忌乱灸、暴灸。

• 在施灸前，要将所选穴位用温水或酒精棉球擦洗干净，灸后注意保持局部皮肤适当温度，防止受凉影响疗效。

• 施灸过程中，防止艾条掉落烧坏衣物、烧伤皮肤，灸后必须把艾条彻底熄灭，以防发生火灾。

• 一旦出现晕灸，应立即停止灸治，平卧休息，喝适量水，片刻即可恢复。灸后身体不适者，如身热、头昏、烦躁等，可适当活动身体，喝适量温开水，或按摩合谷、后溪等穴位缓解。

• 施灸后皮肤多有发红灼热感，一般不处理可自行消失。如灸后皮肤起疱，小疱可自行吸收，大疱可用消毒毫针头刺破放出液体，并用消毒纱布覆盖即可。

防治痛风的按摩、针灸

按揉太溪穴

3分钟

取穴原理：太溪穴是足少阴肾经的腧穴之一，具有回阳益肾、调理冲任、清热祛湿的功效。刺激太溪穴可以疏通肾经经络，促进气血运行，帮助排出体内的湿浊之气，促进气血运行，加速尿酸代谢，从而缓解痛风症状。

取穴技巧：位于足内侧，内踝后方与跟腱之间的凹陷处。

按摩方法：用拇指指腹按揉太溪穴3分钟，力度柔和，以有酸胀感为度。

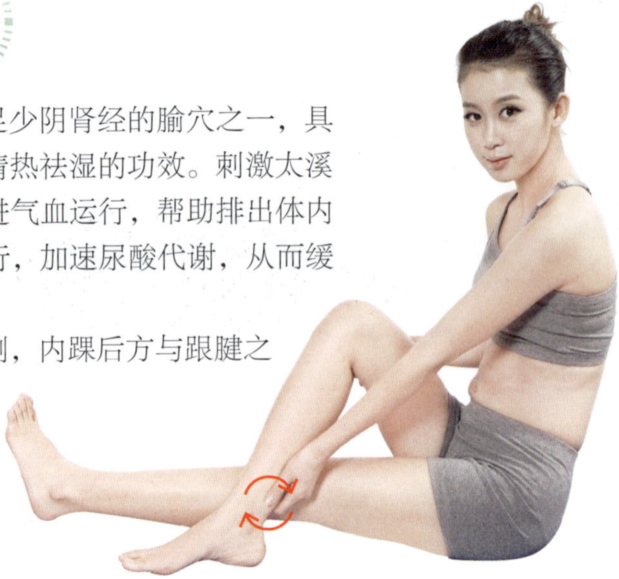

按压三阴交穴

1~3分钟

取穴原理：三阴交穴是足太阴脾经、足少阴肾经、足厥阴肝经的交会穴，具有健脾利湿、滋补肝肾、调和气血的功效。刺激三阴交穴可以疏通经络，帮助排出体内的湿浊之气，从而缓解痛风症状。同时，它还能滋养肝肾，改善肝肾功能，有助于尿酸的代谢和排泄。

取穴技巧：在小腿内侧，内踝尖上3寸，胫骨内侧缘后方。

按摩方法：用拇指指腹按压三阴交穴1~3分钟，每天早、晚各一次。

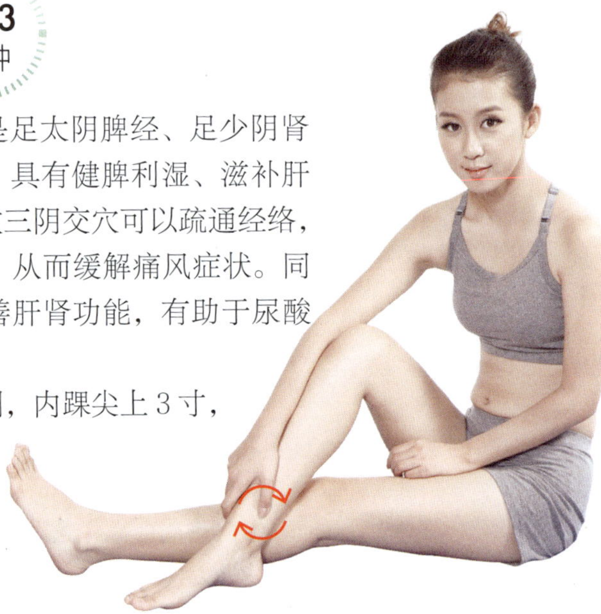

温和灸大椎穴

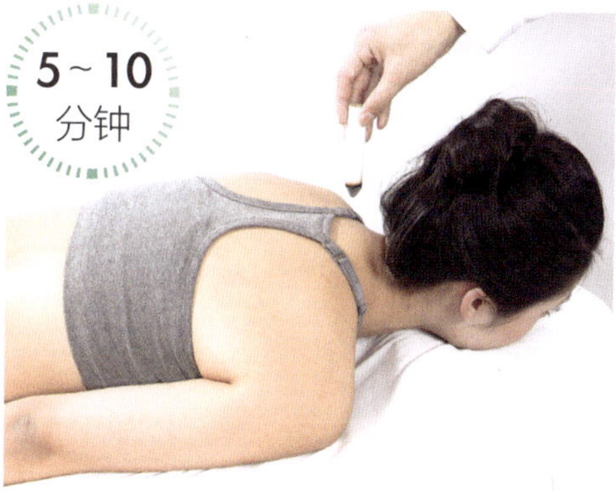

取穴原理：大椎穴为督脉上的一个要穴，督脉为“阳脉之海”，主一身之阳气。按揉大椎穴可清泄热邪，有助于改善湿热蕴结引起的痛风。

取穴技巧：摇头时，上椎转动，下椎不转动，两椎之间即是大椎穴。

艾灸方法：点燃艾条，对准大椎穴温和灸 5~10 分钟，每日 1 次，坚持数日。

温和灸手三里穴

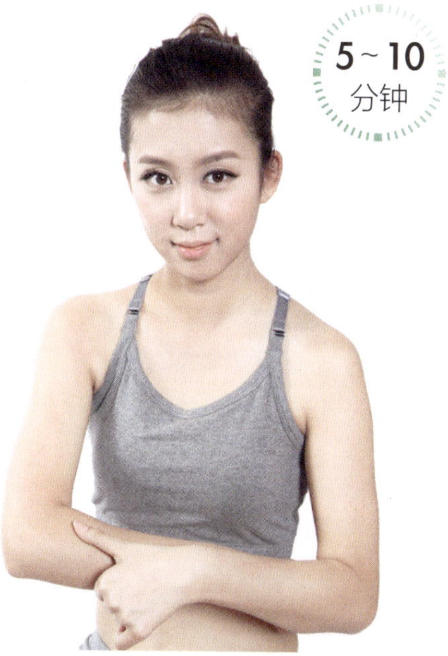

取穴原理：手三里穴是手阳明大肠经上的一个要穴。此穴有疏经通络、消肿止痛、清肠利腑的功效。经常按揉此穴有助于缓解痛风引起的上肢关节疼痛。

取穴技巧：位于前臂后外侧，阳溪穴与曲池穴连线上，肘横纹下 2 寸即是手三里穴。

艾灸方法：点燃艾条，对准手三里穴温和灸 5~10 分钟，每日 1 次，坚持数日。

温和灸丰隆穴

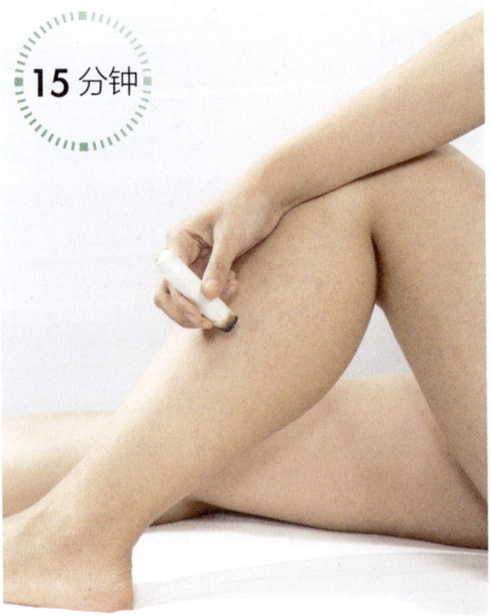

取穴原理：丰隆穴是足阳明胃经与足太阴脾经的络穴，脾主要负责运化水湿，是“生痰”之源。艾灸丰隆穴能增强脾的功能，调理人体的津液输布，化痰除湿，缓解痛风症状。

取穴技巧：位于小腿外侧，外踝尖上8寸，胫骨前嵴外2横指处即为丰隆穴。

艾灸方法：取坐位。点燃艾条，对准丰隆穴，距离皮肤1.5~3厘米处，温和施灸15分钟。

隔姜灸中脘穴

取穴原理：艾灸中脘穴，可以健脾利湿。

取穴技巧：仰卧位，前正中线之脐上4寸。

艾灸方法：取仰卧位。将生姜切成0.3厘米厚的薄片，在姜片上扎小孔。把姜片放在中脘穴上，将艾炷放在姜片上，点燃艾炷，每次灸5~10分钟。

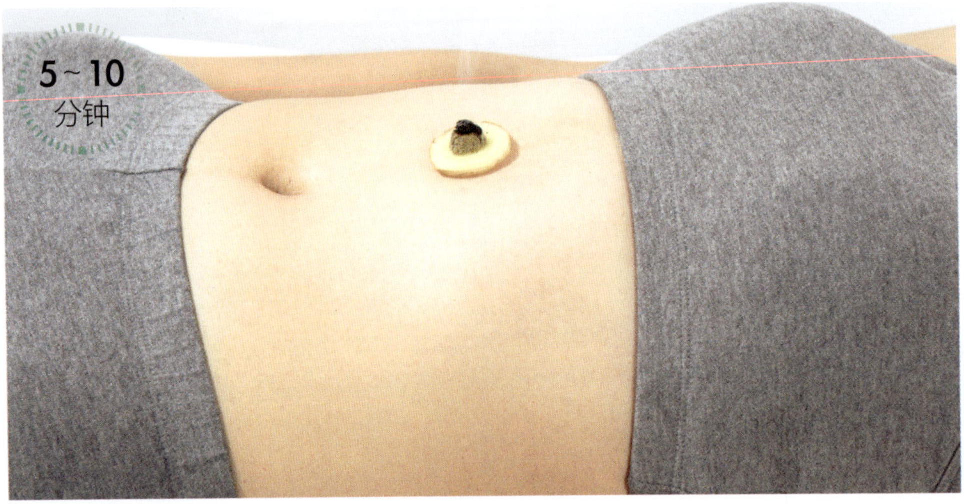

温和灸足三里穴

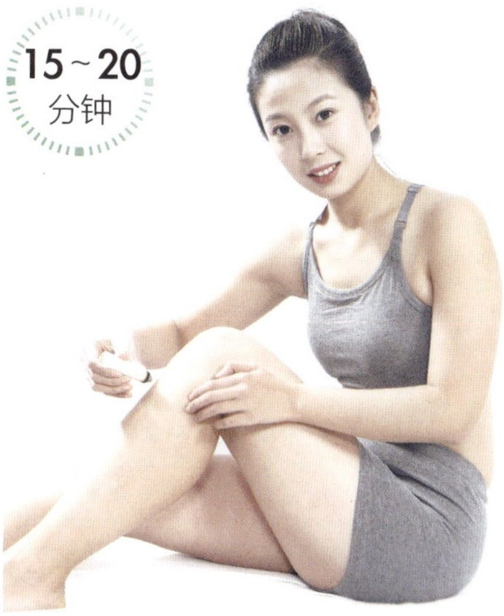

取穴原理： 足三里穴是足阳明胃经的主要穴位之一，具有健脾化湿、和胃降逆、调和气血、疏通经络等功效。由于脾主运化水湿，胃为水谷之海，按揉足三里穴有助于促进脾胃功能，进而促进尿酸的代谢和排泄。

取穴技巧： 位于小腿外侧，犊鼻穴下 3 寸，胫骨前嵴外 1 横指处。

艾灸方法： 点燃艾条，对准足三里穴，距离皮肤 1.5~3 厘米处，温和施灸 15~20 分钟。

温和灸太冲穴

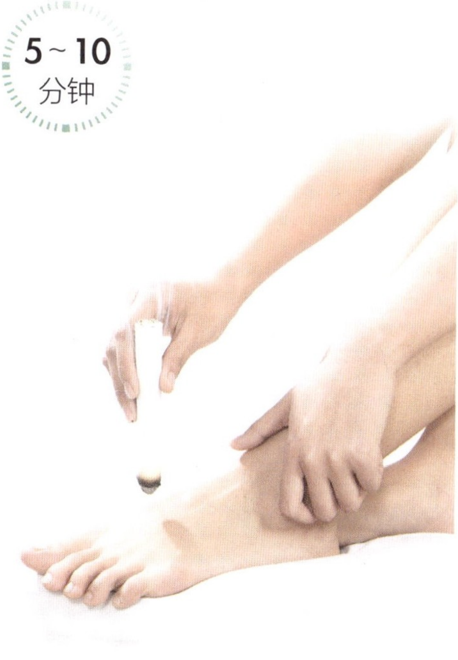

取穴原理： 太冲穴属于足厥阴肝经穴，具有疏肝理气、清热利湿、活血通络的功效。刺激太冲穴，可以调节肝经的气血运行，清泻体内的湿热之毒，从而缓解痛风引起的关节疼痛、红肿等症状。

取穴技巧： 位于足背，第一、第二跖骨间的后方凹陷处。

艾灸方法： 点燃艾条，对准太冲穴温和灸 5~10 分钟，每日 1 次，坚持数日。

图书在版编目（CIP）数据

痛风食养＋中医调理 / 陈企望主编；吕月副主编．
北京：中国轻工业出版社，2025. 5. -- ISBN 978-7
-5184-5460-0

Ⅰ. R589.7；R247.1

中国国家版本馆 CIP 数据核字第 20259M26J6 号

责任编辑：瀚 文　　责任终审：许春英　　设计制作：悦然生活
策划编辑：付 佳 瀚 文　　责任校对：朱燕春　　责任监印：张京华

出版发行：中国轻工业出版社（北京鲁谷东街 5 号，邮编：100040）
印　　刷：北京博海升彩色印刷有限公司
经　　销：各地新华书店
版　　次：2025 年 5 月第 1 版第 1 次印刷
开　　本：710 × 1000　1/16　印张：11
字　　数：200 千字
书　　号：ISBN 978-7-5184-5460-0　定价：49.80 元
邮购电话：010-85119873
发行电话：010-85119832　010-85119912
网　　址：http://www.chlip.com.cn
Email：club@chlip.com.cn

如发现图书残缺请与我社邮购联系调换
232393S2X101ZBW